中国当代家庭教育经典系列

孙云晓 李文道◎著

女孩危机?!
GIRL CRISIS

DANGER

DANGER

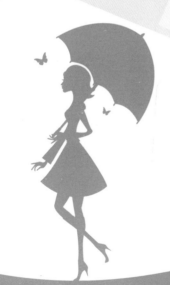

U0208635

SPM

南方出版传媒

广东经济出版社

·广州·

图书在版编目（CIP）数据

女孩危机？！/ 孙云晓，李文道著. —广州：广东经济出版社，2016.12
ISBN 978-7-5454-4940-2

Ⅰ.①女… Ⅱ.①孙… ②李… Ⅲ.①女性－保健－基本知识
Ⅳ.①R173

中国版本图书馆CIP数据核字（2016）第 269501 号

出版发行	广东经济出版社（广州市环市东路水荫路 11 号 11~12 楼）
经销	全国新华书店
印刷	北京盛兰兄弟印刷装订有限公司（北京市大兴区黄鹅路西临 89 号）
开本	787 毫米×1092 毫米　1/16
印张	14.75
字数	208 000
版次	2016 年 12 月第 1 版
印次	2016 年 12 月第 1 次
书号	ISBN 978-7-5454-4940-2
定价	46.80 元

如发现印装质量问题，影响阅读，请与承印厂联系调换。
广东经济出版社常年法律顾问：何剑桥律师
· 版权所有　翻版必究 ·

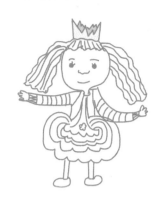

序言一　女孩当自强 | 朱永新

孙云晓兄与李文道博士等合作的《拯救男孩》一书，邀我写了一个序言。没有想到，这本书很快成为一本畅销书，关于男孩的问题也成为社会广泛关注的话题。据说，这本书也同时拿了多项大奖。我在序言中曾经开玩笑说，如果写一本《拯救女孩》，也许有更多的话可说。没有想到，云晓他们真的又完成了一本《拯救女孩》，并且让我再写一个序言。现在，《拯救女孩》的升级版《女孩危机？！》也要和大家见面了。说出去的话如泼出去的水，无法收回。自然，我是无法拒绝写序的要求了。看来，人生不能轻易承诺，否则是要为承诺付出代价的。

关于男孩女孩的问题，心理学有一门学科"儿童性别差异心理学"就是专门研究不同性别儿童的心理差异的。这门学科的研究成果表明，在一般情况下，男孩在大肌肉动作技能和力量方面占有优势，而女孩则在精细动作上占优势；男孩在言语叙述和操作方面占优势，而女孩则在言语流畅性、读写方面占优势；男孩偏向于逻辑思维，女孩偏向于形象思维；男孩在社会活动上对物体和事情更感兴趣，而女孩似乎对人更感兴趣。我与朋友在多年前也写过一本《男女差异心理学》的小书，对于男女心理差异及其产生的原因进行了分析。

许多人认为，男女差异是他（她）们生理上的原因造成的，甚至有人把原因直接归于荷尔蒙。我一直不同意这样的观点。马克思曾说过，一个哲学家和一个搬运工之间的差别，远远小于家犬和猎犬之间的区别。你说家犬跟猎犬之间有多大区别？无非是，一个经过人的驯化，一个没有经过驯化而已。一个伟大的哲学家和一个出卖力气的搬运工，他们的差别远远比这个小；那么，我们人和人之间的差距，男孩与女孩的差别，是不是更应该比哲学家和搬运工之间的差距还小呢？马克思说，他们的差别是社会的分工造成的。其实男孩与女孩的差别，更多的也是在他们社会化的过程中，家庭、学校、社会的期望，以及养育方式等造成的，是生理与心理、社会因素交织影响造成的。

这本《女孩危机？！》，对于女孩的生殖健康、自信心、爱与性、节食减肥、异性交往、独立性发展、暴力倾向、体质与健康、就业等问题进行了比较全面的分析与研究，其中有许多发人深省的数据与案例。但严格地说，它还不是一本完整的科学研究著作，对于女孩的思维与认知，男孩与女孩差异的形成原因等重要问题，还没有充分展开。

之所以要指出这一点，是想让那些看了这本书的女孩和女孩的家长们，不能因为其中讲了许多女孩的困境与问题，而让女孩自暴自弃，随波逐流。我之所以用《女孩当自强》作为序言的题目，也是基于这样的考虑。

在一个男性价值观占主导地位的社会，在一个受几千年封建文化传统深厚影响的社会，"唯女子与小人难养也""女子无才便是德""女人头发长见识短"等观念有非常大的市场。从女孩诞生之日起，社会就开始自觉不自觉地让她退缩、忍让、放弃，让她成为男性的附庸。伴随着女孩特有的生理上的巨大变化，女孩往往也开始恐慌、紧张、抱怨，甚至自我厌恶和自我放弃。这也是为什么许多在小学非常优秀的女孩到了初中、高中以后成绩开始退步的原因所在。

其实，正如我前面所说的，男孩与女孩的区别远远不像我们想象的那么

< II 　　　　　　　　　　　　　　　　　女孩当自强　III >

大。即使是差异心理学研究的成果，也在不断受到新的挑战。在现实社会中，为什么有一些男孩具有女孩的特点，而有些女孩又具有男孩的特征呢？在社会的角色期望和家庭的养育方式没有根本变化的情况下，我希望女孩们能够更加努力，更加自强，在发扬自己所特有的女孩优势的同时，学习男孩的坚强，追寻梦想，成就自己的人生。

　　男儿当自强，女孩亦如此。

　　序言一作者朱永新教授是全国政协常委，民进中央副主席，教育学会副会长兼家庭教育专业委员会理事长，苏州大学教授、博士生导师，"新教育"实验发起人。

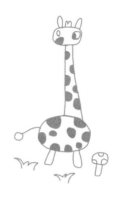

序言二　推荐《女孩危机?!》 ｜ 朱小蔓

　　学者孙云晓和李文道博士在《拯救男孩》一书产生积极的社会反响之后，一鼓作气再次推出力作《拯救女孩》，并很快又推出了升级版《女孩危机?!》。我十分佩服他们的敏锐和才华。

　　作者以理智、犀利的正义感，以长者的关怀、忧虑之情，对当今中国社会少年女孩在生理健康方面的严重问题予以揭露，对其中一些女孩的不良身体行为予以批评。作者尖锐地指出，许多女孩不懂得关心自己的身体，在生理健康方面出问题是现行的应试压力所致，包括有些女孩整容，也是由于学业上不能获得自信而试图以美容弥补。

　　一些女孩的不良身体行为让我们深深感受到时代的不良文化对年轻女孩的戕害。她们既用仍然在延续着的传统性别秩序对女性特质的种种规定，比如柔弱、纤细、苗条等来塑造自己，又用现代消费主义、享乐主义和各类媒体中的所谓时尚女性信念与形象来塑造自己。这双重的压迫令我们的女孩对美的认识发生畸形和扭曲，对自身的社会身份与价值产生消解和冷漠。她们中的一部分人对身体麻木不仁，更有一部分人误以为自己的身体有缺陷而盲目地依赖现

< IV   推荐《女孩危机？！》   V >

代医学技术，让技术主宰了身体。她们的无奈与无知让我们痛心。

云晓是一直有着教育关怀情结的人，他可以说是我们教育工作者的同行、知己。他以社会工作者和学者的良知揭露、陈述着惊人的事实，又以长者的仁爱授以知识；他用社会学者的视野和认识工具，及时指出女孩自身存在的问题，呼吁女孩极需教育关怀。这其中涉及对学校教育缺失的叩问，更有对社会风尚及广义教育的质疑。说到底，是强烈的社会责任心和道德良心在驱使他做这项有益的工作。

这本书不仅对有不良身体行为的女孩起着重要的提醒作用，也对处于青春期的女孩们有警示作用，对不良时代风尚和生活环境予以谴责；当然，它也有对科学新知和教育知识的普及。

总之，在这个追求物质和享乐、追求功利和世俗成就的时代，我们需要重新强调身与心的和谐，认识到身体不仅是自然的，也是社会的、文化的，身体具有道德意义。

序言二作者朱小蔓教授是国家督学，教育学会副会长，陶行知研究会会长，北京师范大学教育学部教授、博士生导师。

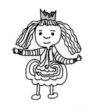

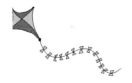

CHAPTER 2

女孩面临更多爱与性的困惑

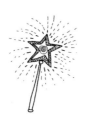

CHAPTER 3

极易失落的自信心

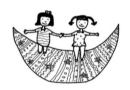

CHAPTER 4
过早性行为对女孩伤害巨大

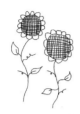

CHAPTER 5

过高学业压力危害少女生殖健康

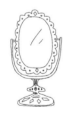

CHAPTER 6

不当节食减肥危及女孩身心健康

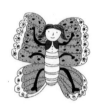

CHAPTER 7

异性交往缺乏制造"剩女"

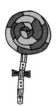

CHAPTER 8

女生也可能很暴力

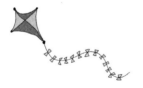

CHAPTER 9

女生体质健康持续下降

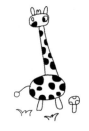

CHAPTER 10

"赢在考试，输在就业"

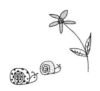

CHAPTER 11
父教缺失致使女孩成长隐患多

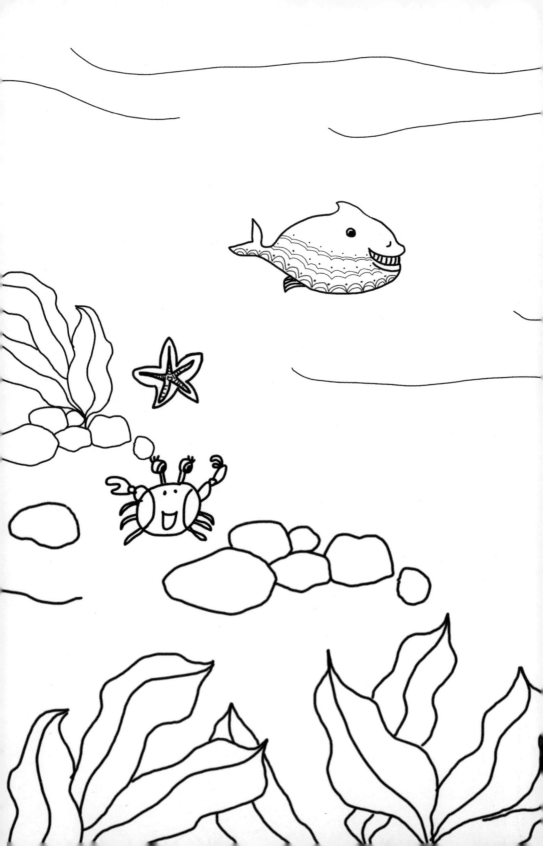

CHAPTER 1
女孩独立性易受阻碍

"霸道总裁恋上我"，电视剧里的"童话"成为许多女孩的"追求"。很多女孩认为"考得好不如长得好，工作好不如嫁得好"。

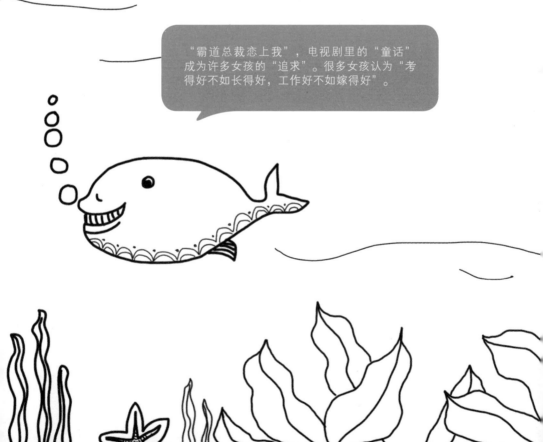

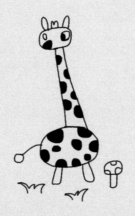

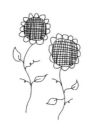

"富养女" 容易导致 "拜金女"

作为女孩的父亲，我们都在思考一个问题：在 21 世纪的今天，女孩最重要的品质是什么？我们思考了很多，三位女性的三句话给了我们很好的指引：

第一位是一个参加某著名电视征亲节目的女孩，该女孩在节目中很坦率地讲出了这样一句话——"我宁愿坐在宝马车里哭，也不愿坐在自行车上笑"，一时间在全国掀起轩然大波。这位女孩也因此成了"拜金女"的代名词。她的一席话让我们加深了对"富养女"的怀疑。

第二位是某著名电影明星，在接受记者采访被问到是否想嫁入豪门时，她斩钉截铁地回答："我没想过嫁入豪门，我就是豪门。"我们非常认同这个观点：一个女人的幸福不应该完全寄托在她的丈夫身上。要知道，每个人的幸福首先是自求的，作为父母，我们首先要培养的是女孩独立获得幸福的能力。

第三位是李红，国际奥委会中国事务首席顾问，是第一位进入国际奥委会高级行政管理层的中国人。她曾说过这样一句话："如果一个女人把婚姻想象得特别完美，把老公当成自己的支柱，那她一定不会幸福。"李红说出了我们心里的话：幸福的婚姻对女性的幸福当然至关重要，但这种幸福应该建立在自我幸福的基础之上。

我们认为，女孩最重要的品质莫过于她的独立性的发展，培养女孩，首先要让女孩有一种自我幸福的能力。

2016 年 5 月 5 日的央视《今日说法》节目报道了一个色情产业链被侦破的案件，其中有许多年轻漂亮的女性，打着"演员、模特"等旗号从事卖淫活动，其中，有一个名牌大学毕业生李某某特别引人关注：

> 1992 年出生的李某某家庭条件优越，父母都是生意人，李某某从小就喜欢播音主持，在上小学时就曾担任学校的小主持人。为培养她，父母尽了不少心力。高中毕业后，李某某被一所非常知名的艺术院校录取，专修播音主持专业。李某某不仅人长得美，学习成绩也出类拔萃，大学毕业后还经常被母校请回去作为榜样给新生做演讲。
>
> 上大学时，李某某开始喜欢跟同学们攀比衣食住行："我家条件也不差，但是比起那些开跑车上学的同学，我觉得心里不舒服，我也想像她们一样。"这是李某某接受审查时的"坦白"。
>
> 据李某某交代，起初，她在别人介绍下，只是陪有钱的老板吃吃饭，一晚也有几千元的"小费"，后来开始"出台"，一夜收取嫖资上万。后经专业公司的包装，她被打造成电影演员、专业主持人、名品代言人。公司在网络上为她做宣传，拍假片子，然后拍照片，找网络写手，写她的"新闻"。此外，为了让自己有气质，她还自费学习了商业礼仪、马术、打高尔夫、鉴定奢侈品，等等。李某某还通过整容，将自己整成某明星的"翻版"。很快，李某某想开跑车的愿望实现了。她的一位有钱的男性客户直接送她一辆宝马 Z4 跑车。不到一年的时间，李某某开豪车、用奢侈品，俨然成了一名"成功女性"，民警抓获她时发现其账户内有 500 万元的存款。

近些年，"穷养男，富养女"的说法很流行，如果是精神层面的"富养"，这当然是有益的，但如果是物质层面的"富养"，过度满足女孩的物质需求，这样做的后果很可能就是：导致女孩的物质主义取向，欲壑难填，很可能培养出真正的"拜金女"来。

"富养"不一定养出"拜金女"，但无疑提高了这种可能性。

< 004　　　　　　　　　　　　　　　　　　　　女孩独立性易受阻碍　005 >

现在，受这种"富养"说法影响的父母还不少。

2015 年 4 月 24 日，山西太原的一位"90 后"辣妈在某酒店自办 T 台秀为两岁女儿庆生[①]，庆生现场所展示的童装是年轻辣妈两年来在美国、香港、韩国等地为女儿购买的国际顶尖名牌。据这位 90 后辣妈介绍说，举办这次 T 台秀是为了送给女儿一个特别的生日礼物。至于给孩子购买如此多奢侈品的原因，年轻的辣妈说："现在家里的条件不差，想让女儿生活得更好一点。"

有许多父母认为，"从来富贵多淑女，自古纨绔少伟男"。殊不知，如果是文化层次的富养，这是良好的教育，但如果是物质层次的"富养"，那么极有可能富养出来一个物质主义、拜金主义的女孩。

① 太原 90 后辣妈花一百万给 2 岁女儿买名牌自办 T 台秀为其庆生（http://finance.ifeng.com/a/20501/13678523_0.shtml#p=1）。

把幸福寄托于他人未必保险

让人担心的是，有拜金想法的女孩还不少。在一些女大学生中正流传着这样一种说法：考得好不如长得好，工作好不如嫁得好。许多有这种想法的女孩希望能凭自己的青春与外貌钓得"金龟婿"，她们认为：嫁一个有钱老公就等于购买了一份终身保险，一劳永逸而无后顾之忧。殊不知，这是一种不劳而获的"寄生"心理。

其实，把自己的前途与幸福寄托在另外一个人身上是一种最不保险的做法，反映的是这些女孩独立人格的欠缺。

女孩，更强的依从性

心理学家劳拉·贝克认为，从学龄前期开始，女孩就比男孩更容易顺从成人或同伴的命令，女孩也往往更为频繁地向成人寻求各种帮助。在人格测验中，女孩的依赖性得分也更高。

女性比男性更容易从众，更容易顺从于社会压力。关于女孩的顺从及独立性，美国心理学家威特金等人曾经做过一系列的"框棒实验"。实验研究结果表明：与男性相比，更多的女性属于"场依存性"，依赖周围的信息参照进行信息加工。场独立性强的人，独立性也强，不容易受他人暗示。相应的，场依存性强的人，独立性差，容易受到他人的暗示。

心理学家凯瑟琳·亚当斯和奥德丽·兰德斯以大学生为被试的实验表明：在面对不同意见时，男生平均能顶住约 9 个不同意见，而女生平均能顶住 6 个。研究者据此认为，男性比女性更有支配性，前者在不同意见面前更有可能坚持自己的意见。

女孩，更易从成人的视角看问题

①里奥纳多·萨克斯：《家有男孩怎么养》，中国青年出版社，2009 年。

美国研究人员曾调查了 20 个由学生策划的未遂校园枪击案的案例①，发现其中有 18 个案例都是知悉此事的女孩提前报告了校方或其他成年人。对此，研究者总结说：男孩首先忠诚于其他男孩，女孩则从成人的视角看问题。美国一些心理机构的调查发现，女生能够更好地理解教师的意图，更好地配合、服从。心理学博士里奥纳多·萨克斯认为，女孩更顺从，是因为她们喜欢和大人拥有同样的目标和价值观。

< 006　　　　　　　　　　　　　　　　　　　女孩独立性易受阻碍　　007 >

女孩更容易服从，这种品质无疑会影响到女孩独立性的发展。心理学家、社会学家及研究女性的学者大都认为，女孩的服从是后天环境塑造的结果，家庭教育和学校教育在其中扮演着重要角色。

过度依恋母亲阻碍女孩独立

2015年，我（李文道）在采访日本学者、明治大学文学部教授诸富祥彦时，他谈到了日本女孩成长的一个现象——"守墓女"和"毒妈"现象，即有些女孩因为与母亲之间的关系过于紧密，丧失了自我，最后选择一辈子跟妈妈生活在一起，为妈妈养老送终，成为"守墓女"，而压制女儿独立性发展、影响女儿终生幸福的妈妈也被称作"毒妈"。

在教育孩子方面，母亲是生、养、育一体的。母亲往往把女儿看作自己的延伸。作为女性，母女之间存在许多一致性，这一方面给女孩带来好处——母亲是发展的榜样和模板，但如果母女关系过于亲密，女孩对母亲过度依恋，纠缠不清，就会威胁到女孩独立性的发展。

母女关系过于亲密会阻碍女孩独立性的发展，在2010年7月23日的《解放周末·女性》刊登的《恋母的女孩长不大》一文中，学者们给出了一些解释。

对于为什么有些女性在心理上如此依赖母亲，南希·弗莱迪认为：

> ❝ 女性成年后对母亲的依恋可追溯到童年时期所接受的信息。她认为：对于男孩来说，这个世界是敞开的。他们接触真实的世界，从中所获得的人生体验、实践经验使他们能够更加豁达地面对人生的变数，从容地面对被人拒绝的尴尬。女孩则从小就被过度保护，被当成温室里的花朵，受到小心的呵护，根本没有机会接触真实的世界。❞

结婚以后，女性与母亲保持过于亲密的关系很可能会给婚姻带来麻烦。心理学家特里·阿普特认为：

> 66 过分依赖母亲的女性，往往没有主见——她们不愿住得离母亲太远，时刻牵挂着母亲的喜或忧，凡事都要让母亲替自己拿主意。她们脑海中经常出现母亲的声音，母亲如何对自己的一言一行、一举一动评头论足。 99

对母亲的过度依恋会严重压缩女孩独立的时间与空间，进而影响到女孩的独立精神。与男孩相比，女孩需要更大的勇气去克服对母亲的过度依恋。

父教缺失影响女孩的独立性

父教缺失是指孩子在成长过程中很少得到父爱，甚至没有得到父爱，或者，父亲在子女教育中参与很少，甚至没有参与子女教育的状况。

当代中国社会是一个父教严重缺失的社会。2015年12月，全国妇联发布"第二次全国家庭教育状况调查报告"说，通过"辅导孩子学习""接送孩子上下学""开家长会""培养孩子日常行为习惯""纠正孩子的不良行为""教孩子明辨是非"等14项内容，考察父母在家庭教育中的分工情况，分为"妈妈为主""爸爸为主""爸妈共同承担""其他人做"和"没有人做"五种情况。结果显示，"爸妈共同承担"占40.6%，"妈妈为主"占40.3%，"爸爸为主"占11.6%。总体上看，家庭教育分工距离"夫妻共亲职"的理想养育观念和模式仍有较大差距，近一半的家庭在不同方面存在子女教育中父亲"缺位"的情况。

父教缺失对女孩独立性的发展具有消极影响。著名女性心理学家卡罗尔·吉利根认为，男女两性与他人的联系方式截然不同，女性往往侧重于联系，男性

< 008 　　　　　　　　　　　　　　　女孩独立性易受阻碍　009 >

往往侧重于分离。父亲往往鼓励孩子自由探索，而母亲则更倾向于过度保护。在心理学上，父亲被看作是孩子挣脱母亲怀抱的关键力量，父亲是孩子走向外部世界的桥梁，父亲的存在与鼓励是孩子独立性发展的基础，对男孩女孩都是如此。

应试教育遏制女孩的独立发展

研究发现，相较于男孩，女孩的顺从、听话、安静等品质更为适合应试教育的需要，因此女生也更容易忍受应试教育的诸多弊端。近些年来，女生成绩异军突起，不管是小学、中学还是大学，女孩成绩均优于男生，女生的听话、服从是其中的重要原因。

女孩是应试教育的受害者，应试教育进一步强化了她们的顺从意识，扼制了女孩独立精神的发展。

第一，在教育评价上，应试教育把听话、顺从、绝对服从作为主要评价标准，这不可避免地强化了女孩的顺从。

第二，在考试评价上，应试教育强调标准答案，几乎把考试作为唯一的评价指标，这不利于女孩独立性的发展。

第三，在教学方式上，应试教育中，学生是被动的，其教学方式是"填鸭式"的灌输教育，把孩子看作一个个等待填满的容器，教师占据权威、主导地位，不鼓励学生的质疑与独立思考，要求学生极端服从，不尊重学生的主体地位。

第四，应试教育所导致的课业负担过重，使女孩把大多数时间都用于学业，把女孩的身体局限于课堂与课本。

应试教育严重限制了女孩独立行动、探索的时间和空间，扼杀了她们本来就很缺乏的独立意识和精神。可以说，中国的应试教育，进一步弱化了女孩的独立思考能力。

①阿妮塔·伍德沃克著，陈红兵等译：《教育心理学》（第八版），江苏教育出版社，2005年。

②佐斌：小学语文课文内容的社会心理思考，《教育研究与实验》，1998年第1期。

③史静寰：教材与教学——影响学生性别观念及行为的重要媒介，《妇女研究论丛》，2002年第2期。

④史静寰：教材与教学——影响学生性别观念及行为的重要媒介，《妇女研究论丛》，2002年第2期。

教科书与女性形象

1975年，美国的一个研究小组分析了16家出版社的134本小学教科书中的2760个故事，结果发现关于男性的故事比关于女性的故事多出4倍。而且，故事中的女性多出现在家里，她们的行为多表现为被动、害怕和退缩等，男性则往往表现为富有支配性和冒险倾向①。

我国研究者佐斌对人民教育出版社出版的小学语文课文的研究分析发现②：小学语文分配给男女两性扮演主角的数量，男性是女性的4.3倍；而在男女能力方面，语文教材中描述女性更多倾向于无知低能，而男性则更多倾向于知识渊博、能力高强；在男女性格方面，描述女性更多的是诸如小气、狠毒、不信任、迷信等不良性格特征，而男性则多是坚强、勇敢、正直、友爱等优良的性格品质。

史静寰等对人民教育出版社出版（1994—1996）的六年制小学语文教材（共12本）的数据统计③女性形象出现率仅为20.4%，而且呈现年级越高，课本中女性出现的比例越低的趋势。

除此之外，史静寰等还发现④：小学教材中依然普遍存在"男性强于女性""男性优于女性"的性别观念。

< 010   女孩独立性易受阻碍   011 >

培养女孩好榜样：赵小兰父母及我的经验

赵小兰父母的经验

在培养女孩独立性这方面，赵小兰的父母做得非常棒。赵小兰的名字很普通，但她在海外华人圈非常有名，她在 2001 年由小布什总统提名并出任美国劳工部长，是美国历史上第一位进入内阁的华裔人士，同时也是美国内阁中的第一位亚裔妇女。她父母的做法非常值得今天的中国父母学习。

赵小兰出生在一个大家庭，姐妹 6 个，家境富裕，有游泳池，还有专职管家。

中国台湾作家刘墉曾描述了赵小兰的父亲赵锡成和母亲朱木兰是如何培养孩子的独立性的[①]。

> 他们家虽然有管家，但是孩子仍然要自己洗衣服、打扫房间。大人的道理很简单：由俭入奢易，由奢入俭难。管家是请来帮助父母的，不是帮助孩子的，年轻人理当自己管自己的事，不能太早就受人伺候，否则很难学会独立。
>
> 她们几姐妹不仅料理自己的内务，每天都要听闹钟起床、赶校车上学，回家由姐姐带头自觉念书，而且还要分担家里的琐事。
>
> 每天早晨，她们要出去检查游泳池的设备，捞走水上的脏东西。到了周末，则要整理家里占地两英亩的院子，把杂草和蒲公英拔掉……而且，只怕讲了你也不信，赵小兰家门前长达 120 英尺车道的柏油路面竟然是几姐妹在父亲的指挥下自己铺成的。

长大成人的赵小兰非常感谢父母当年的良苦用心，她曾经在《我的事业与人生》一文中说："那时我们不是很喜欢，如今想来，大家

① 刘墉：前美国劳工部长赵小兰的家庭教育——什么是家园，《家庭》，2001 年第 4 期。

一起工作，一起交谈，很能领会父亲良苦的用心了。"

我的经验

在培养孩子独立性方面，我（李文道）也有过成功的案例。

一位朋友 12 岁的女儿开始上初中，却无论如何也不愿意自己去上学，坚持要有人陪她去。朋友不胜其烦，却又无计可施，最后找到我："李博士，您是研究心理学的，您有什么方法吗？"

我与这位朋友先一起分析了一下实际情况：她上学的路线并不复杂，中间只需要倒一次公交车，一个 12 岁的女孩完全可以做到这一点。我与朋友一致认为，他的女儿不愿意独自一人上学的最主要原因是她的心理恐惧：对自己独自上学缺乏信心，同时也缺乏经验，不知道怎么样换乘公交车（这么多年她一直是父母引着坐公交车，连看站牌都没学会）。我们判断：她有独自上学的动力——上初中还需要父母陪送上学，这在同学面前并不是一件光彩的事情。我们还达成共识：如果马上逼她独自一人乘公交车，有可能把她置于危险之中。

最后，我与朋友一起制定了循序渐进的行动方案，美其名曰"四步走'战略'"：

第一步，父母陪孩子乘公交。父母先引导女儿如何看站牌，如车次、方向、起点及终点等，并告诉她如何换乘，等等。

第二步，让女儿引领父母乘公交。在这个阶段，父母仍然陪女儿去上学，但身份发生了改变，女儿是引领者，父母只是简单的陪伴，主要起到心理上的安慰作用。在此过程中，父母陪在女儿身边，可以通过眼神等肢体语言进行交流，但尽量不进行言语指导。

第三步，女儿乘公交。父母像陌生人一样远远地关注着女儿，远距离地给女儿一种心理安全感。

第四步，女儿独自一人去乘公交。此时，父母不再陪伴女儿上学，并让女儿随身携带父母的手机号码。

我和朋友本来打算用一个月的时间来完成这四个步骤，每个步骤一个星期。没想到结果远远超出我们的期望。到第二个星期时，朋友的女儿突然宣布不再需要父母陪伴了。第三个星期，朋友的女儿就宣布：自己一个人去姥姥家。朋友有点担心，去姥姥家要换乘两次公交、一次地铁，但他们还是选择相信女儿。朋友的女儿最终安全顺利地抵达姥姥家并独自返回。**"**

在我的成功经验中，有三点是需要父母特别注意的：第一，女孩的独立能力比父母想象的要大得多；第二，在给予女孩独立的机会之前，一定要给予她尝试与训练的机会，女孩独立的过程应该是一个"循序渐进"的过程；第三，尝试独立的过程可能是一个犯错误的过程，父母应该多鼓励，不要批评，要相信孩子具有惊人的自我纠错能力。

培养独立的女孩：拯救女孩的 5 个建议

人类文明的进程是女性独立性不断增强的过程。独立性是女孩奋飞的翅膀。对女孩的父母来说，培养女孩的目标不应该是嫁一个好丈夫，而是培养女孩的独立与自信。

何谓独立？上海大学的学者李立新认为，女性的独立体现在三个方面①。

第一，不存在人身的依附、屈从关系。女性独立，首先要打破

①李立新：女性独立的法学思考，《福建论坛（社会教育）》，2009 年第 2 期。

女性对男性的依附，实现男女平等。

第二，不存在经济的依附、屈从关系。经济决定上层建筑。女性独立，必须摆脱经济上的依附关系，实现经济独立。

第三，不存在精神上的依附、屈从关系。女性独立，必须从根本上摆脱对他人的精神依赖，实现人格独立。

"教育就是为了不教育。"所有的家庭教育其实都有一个目的：通过家庭的教育，使孩子能够摆脱对父母和其他人的依赖，成为一个能够独立思考、独立学习、独立生活的人，授人以"鱼"，不如授人以"渔"。

建议 1、抓住女孩"独立"的关键期

发展心理学家认为，一个人的独立性发展主要有两个关键期。

男孩和女孩独立性发展的第一个关键期在 2 周岁左右，这又被称作"第一反抗期"，这个时期的女孩第一次认识到自己是跟其他人或物体区分开来的独立个体，第一次用"我"这个词来指代自己，标志着自我的第一次诞生，也标志着第一个独立性关键期的到来。

在这个时期，女孩已经学会走路，具有了基本的独立行动的能力，她们表现出非常强烈的自主倾向：她们不喜欢别人喂饭，希望自己吃饭，不喜欢别人替她穿衣服，希望自己穿衣服……她们希望尽可能地由自己来控制自己的生活，做生活的主人。这种可贵的自主精神就是"独立"精神的萌芽。如果父母能够耐心地对待女孩的这种自主性需求，尽可能地让女孩做那些力所能及的事情，女孩就会发展出一种对生活的掌控感，对自己更加自信，更愿意独立探索未知的世界，进而会变得越来越独立。

女孩独立性发展的第二个关键期是青春期。青春期是女孩向女人过渡的时期。随着生理和心理的急剧成熟，女孩的自我意识再一次蓬勃发展起来，这个时期在心理学上被称为"心理断乳期"，这是女孩学习如何独立走向社会并成为一个独立女性的关键时期。在这一时期，如果父母对女孩的各种想法采取鼓

< 014   女孩独立性易受阻碍   015 >

励、宽容的态度，以顾问的角色帮助女孩厘清各种想法并提供各种支持，那么女孩将对独立应对各种挑战信心十足，她们愿意接受生活的挑战并自信能战胜它们。

明智的父母，会抓住这两个关键期，他们心里明白：女孩终有一天要独自走向社会，独自承受未来生活的各种挑战。因此，他们会鼓励女孩的自主与独立，并创造条件发展女孩的独立性。

建议 2、发挥父教的独特价值

在女孩独立性发展上，父亲发挥着更大的作用，这与父爱的独特性密不可分。母爱往往是无条件的，而父爱通常是有条件的，父爱经常是作为一种对女孩良好行为举止的奖励出现的。为了赢得这种奖励，女儿必须努力，这推动了女儿的学业和事业进步。

有研究发现[1]，与父亲生活在一起的女孩具有较高的教育期望，并且在自然科学、数学、语文和历史等标准化成就测验中会比那些只与母亲生活在一起的女孩获得更高的分数。约翰·斯纳里的研究表明：具有上进心的女性，往往可以从她们在青少年时期与父亲的密切关系中觅得根源。他认为，正是父亲积极地参与到女儿的生活当中，才促使她们有能力实现与母亲的分离，并建立起通向外部世界的道路。

> [1] D.B Downey, B.Powell.Do Children in Single-Parent Households Fare Better Living with Same-Sex Parents[J]. Journal of Marriage and the Family,1993 (55) .

建议 3、母亲要鼓励女孩独立

母亲是女孩的安全基地，母亲所提供的安全感是女孩敢于探索的前行动力。心理学家特里·阿普特认为母女过度依恋会阻碍女孩独立性的发展，但她同时认为"与母亲关系亲密未必都是坏事，关键是女儿要有自己的主见，要学会在亲密的关系中保持独立性。这样的亲密关系就不会成为女儿成长的绊脚石，相反会帮助女儿健康成长。"

母亲应如何把握这种平衡，既让女孩感受到亲密关系而又不伤害其独立性呢？我们认为，明智的母亲在做好女儿安全保护的同时，一定要学会如何放手。

第一，让女儿独自承担一些力所能及的责任。母亲可以从吃饭穿衣等日常事务着手，让女孩首先承担起自己生活的一部分责任。独立性的发展是需要练习的，没有承担这些责任的过程，就无法发展出真正的独立性。

第二，让女儿学会独立做出决定。一些女孩之所以给人以独立性不强的印象，是因为她们难以独立做出决定，她们给人的印象往往是优柔寡断，"前怕狼，后怕虎"。这其中的原因主要在于她们缺少做决定的经历和做决定的能力。做决定的能力是需要从小培养的。在女孩很小的时候，母亲可以把一部分选择权交给她，先从一些小事情开始，在此过程中，女孩可能会犯错误，但错误是成长的代价，犯错误并学会承担错误的后果，会使女孩将来更明智地做出决策。

第三，给女儿独立的时间与空间。独立性的培养是需要独立的时间与空间的。现在家庭教育的重大问题是，应试教育极大地压缩了学生的时间与空间，在无法彻底改变应试教育的情况下，母亲应该更为明智地为女孩创造这种独立的时间与空间，除了课业之外，其他时间可以允许女孩自由支配。

作为母亲，如果能以轻松的心态对待女孩的独立倾向，不仅不会失去女儿，而且会让母女关系更加舒适而紧密。

建议 4、引导女孩学会自我管理

苏霍姆林斯基认为，"自我教育"才是真正的教育，它是一种以尊重独立性发展为基础的教育。

在北京师范大学出版社出版的《培养自理好习惯》一书中，我们就特别强调这样的思想：从自理到自立。即通过培养孩子的自我管理能力来培养其自立精神。

在这本书中，我们所涉及的内容几乎涵盖了孩子生活的方方面面：目标管理、时间管理、物品管理、消费管理、情绪管理、运动管理、饮食管理。我们有一个思想贯穿该书始终，即通过父母的引导和培养，帮助孩子养成自我管理

< 016   女孩独立性易受阻碍   017 >

的习惯，而这种自我管理习惯最终会帮助孩子学会如何独立应对生活的挑战。在该书中，我们还给出了实际的方法指导，有兴趣的父母可以读读此书，将其作为培养女孩独立性的指导和操作性手册。

建议 5、沟通让女孩更自立

言语的力量是强大的，父母的言语中所流露出的信息对塑造女孩的独立性具有非常重要的价值。

如何通过言语沟通来鼓励女孩的自立呢？在《如何说孩子才会听 怎么听孩子才肯说》一书中，作者给出了一些很实用的方法和技巧，下面就是其中的三个。

第一，让孩子自己做出选择。父母所提供的选择要适合孩子的发展水平和能力水平，在幼儿时期，吃什么、穿什么，孩子可以先在父母划定的范围内进行选择，最后过渡到完全自主的选择。这些选择给孩子提供了很有价值的练习机会，这种练习对孩子将来的职业、婚恋等选择都大有裨益。

第二，尊重孩子自主的努力。每个人都有一种本能的需求——自主地决定自己的生活。孩子也一样。对于孩子自主生活的努力，父母要采取鼓励的态度。对于孩子的自主需求，父母应该耐心地花时间指导训练，提升其自主能力，并逐渐放手让孩子自主其生活。

第三，别急着告诉答案。绝大部分父母都希望能够回答孩子的任何问题，他们认为回答孩子的问题是增长孩子才智的好机会。事实并非如此。父母有求必应、有问必答看起来好像是给孩子传递知识，短时间内也可能会有这种效果，但长期看来，这种做法会阻碍孩子自己独立解决问题的能力。

孩子是自己最好的老师。自我教育才是真正的教育。

发现女孩

亲爱的读者朋友，现在您已经踏上"发现女孩"之旅，您将有机会从各个方面了解女孩独特的生理及心理状况，了解那个看似熟悉、但实际上未必真正了解的女孩世界。

"发现女孩"之旅分十一个专题，分别介绍女孩十一个方面的特点，我们相信这将有助于您对女孩的了解，有助于女孩的健康成长。

发现女孩之一：神奇的性激素

一、性激素

性激素是人体内的一种重要的化学物质，主要有雄性激素和雌性激素两大类。性激素在人体内的含量极少，作用却极其巨大。

在孩子体内，涌动着的既有雌性激素，又有雄性激素，只不过因性别不同而水平不同。其中，雌性激素对女孩的性发育具有非常重要的作用，甚至可以从某种程度上说，雌性激素塑造了女孩和女人。

二、性激素与性别形成

性激素在性别的形成与发展过程中发挥着极为重要的作用。在胎儿期，性激素的种类和数量直接决定着胎儿性别及诸多性别特征的形成。

受精卵在最初发育成胚胎之前，只有一个尚未发育的看不出性别的中性性腺，男孩女孩在外形上看起来几乎是完全相同的。到第八周时，男性胚胎收到指令，其身体开始大量分泌雄性激素——睾酮和抗缪勒氏管激素。正是在这两种激素的作用之下，中性的性腺最终发育为男性生殖系统。正常情形下，女性胚胎不会收到这种指令，也不会分泌激素，胚胎的性腺将自动发育为女性生殖系统。因此，在生理学上，女性又被称作为"默认的性别"。

三、性激素与大脑

在胎儿时期，高浓度的雌性激素还改变着女孩大脑的结构，使女孩走上与男孩不同的发展道路。这些改变主要体现在三个方面。

第一，加强了连接大脑两半球的神经纤维——胼胝体的连接效果，增强了大脑左右半球之间的联系，使女孩的两个半球较为均势，而男孩的左半球真正成为优势半球。

第二，使女孩的语言功能较为均衡地分布在两个脑半球，而男孩的语言功能主要定位于左半球。

第三，改变了大脑的发展顺序，女孩与语言相关的脑区发展快于男孩，而男孩与空间和运动有关的脑区发展快于女孩。

四、性激素与青春期

在青春期开始时，女性体内的雌性激素水平迅速上升，启动了青春期发育的进程，加速了女孩第一性征和第二性征的出现。

在第一性征方面，雌性激素刺激女孩的性生殖器官（如阴道、子宫等）迅速发育成熟。

在第二性征方面，雌性激素刺激并维持女性的第二性征，并使身体的脂肪和毛发分布等具有女性特征，如乳腺发达、产生乳晕、骨盆宽大等，女孩在身体外形上呈现迷人的"S"形曲线。

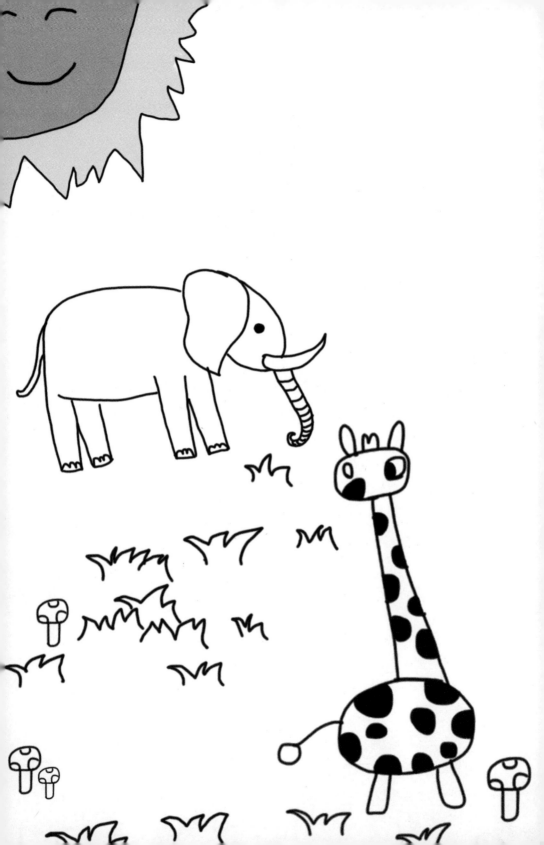

CHAPTER 2
女孩面临更多爱与性的困惑

男性因性而爱，女性因爱而性。由于男女两性对爱与性的认识不一样，在恋爱过程中，女孩常常面临更多爱与性的困惑。

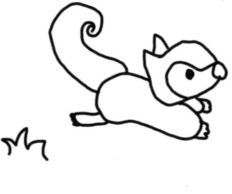

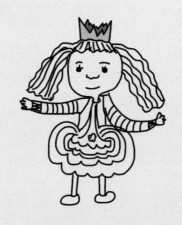

应对爱与性的困惑：拯救女孩的 5 个建议

建议 1、给女孩充满爱意的生活

建议 2、让女孩看到父母彼此相爱

建议 3、父亲要引导女儿度过青春期

建议 4、共同制定家庭规则，严格执行

建议 5、让女孩懂得对男孩的性要求说"不"

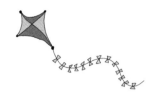

情感背叛让女性更痛苦

2004年，我（孙云晓）在与张引墨合作《藏在书包里的玫瑰——校园性问题访谈实录（全本）》一书时，一些过早发生性行为的少女给我留下了深刻的印象，她们内心的困惑与迷茫、痛苦与挣扎，让我意识到，男孩和女孩在爱与性的关系理解上似乎不一样。男孩好像很容易接受性行为，很少因发生性行为而痛苦，而女孩则对性抱着更加矛盾和复杂的态度，发生初次性行为后常常会内疚和自责。很多女孩在还没有弄清楚性和爱是什么的时候，就陷入了爱与性交织的泥淖。她们抱着怀疑的态度走向性，其中有一些人为此付出了代价，甚至是沉重的代价。

我们认识到，女性尤其是青春期的女孩，在爱与性面前面临更多的困惑，这也得到了研究的证实。进化心理学认为：男性和女性在配偶关系中关注的重点是不同的，男女两性可能以不同的方式体验两性关系中的危机。

1992年，美国心理学家大卫·巴斯等人设计了一系列的研究，目的是了解男女两性对"性背叛"和"情感背叛"的痛苦程度是否存在性别差异，结果发现：男性认为性背叛更痛苦，女性认为情感背叛更痛苦；男性比女性更容易产生性嫉妒，而女性比男性更容易产生情感嫉妒。

除了美国以外，巴斯和其他研究者还比较了荷兰、德国、日本、韩国等国家的男女在性嫉妒和情感嫉妒上的差异，结果同样支持上述结论。

或许正是由于女性更看重两性关系中的情感，她们容易把爱与性融为一体，因此她们无法像男性那样单纯地看待性，并经常为此困惑和痛苦。

许多女孩的初次性行为并非自愿

> 17岁的少女蔓菱正读高三，在绘画补习班里认识了一个男孩。因为住得近，两人经常一起回家，渐渐熟悉起来。一次，男孩骑着摩托车到蔓菱家的胡同口，打电话给蔓菱，说自己路过这里，顺便来看看她。从那一刻起，蔓菱觉得自己喜欢上了他。
>
> 男孩高大帅气，并且很上进，两人一起复习准备高考，他经常鼓励蔓菱，帮蔓菱补英语，有时还会用老师般的口气教育蔓菱，这让蔓菱觉得特别幸福。蔓菱甚至觉得再也没有一个男人会对自己这么好了。
>
> 寒假时，两人经常一起去男孩的哥哥家玩。男孩的哥哥移民加拿大了，房子空着。两人在哥哥家一起做饭、看影碟，有好几次差点发生性关系。蔓菱拒绝了几次，但是后来，蔓菱觉得两个人关系这么好，没法再拒绝。
>
> 回忆起第一次发生性行为的感受，蔓菱觉得自己完全是被动的，被迫的成分更多。蔓菱说："我和他好，只想搂他一下或抱一下，但他的要求更多……我更喜欢和他相处，并不是想和他做这件事，但为了他更高兴，我还是和他做了。"
>
> 发生了这件事，蔓菱一直觉得很不好。因为蔓菱所受的家教让她觉得，只有嫁给谁，才能和谁发生性行为。蔓菱怕有人会知道这件事，心里背负了沉沉的包袱。

在许多访谈中可以发现，女孩们经常觉得自己是被男孩拖到性方面去的。一些恋爱中的女孩，根本没有做好发生性关系的准备，或者根本不愿意过早地进行性行为，但在男友的不断要求下，不情愿地发生了性关系，事后又非常后悔和自责。

还有的女孩甚至来不及认真思考自己的感情，由于"好奇"或者"不知道该如何拒绝"而发生了性行为。这种经历对她们的心灵冲击更加强烈，一些女孩因此自暴自弃，不再珍惜自己，甚至认为反正都已经发生过了，再做什么都无所谓。

研究证实①，许多女孩的第一次性行为往往并非出于自愿。

很多在犹豫中发生初次性行为的女孩，她们原有的爱情观和婚姻观往往面临被颠覆的危险。她们与男友的这种关系通常很短暂，很少有美好的未来，这让女孩们开始怀疑爱情，怀疑自己能否在未来拥有一段长久的关系。还记得上面提到的那个叫蔓菱的高三女孩吗？

①劳伦斯·斯腾伯格著，戴俊毅译：《青春期》，上海社会科学院出版社，2007年。

②张文新：《青少年发展心理学》，山东人民出版社，2002。

❝ 蔓菱与男友的关系在不久之后也开始危机四伏，但蔓菱仍努力维持着关系，蔓菱说："可能是因为他是我的第一次。"事实上，蔓菱更加担心，今后如果找到一个自己真正喜欢的男生，他会因为这件事对自己有看法。❞

性行为之后，男孩会更爱她吗？

或许是受到太多电影和电视剧的影响，今天的大多数青少年似乎都以为，恋爱到一定程度就只能是性。尤其对于许多女孩来说，"爱"是发生性行为最好的理由，性不仅成了爱的证明，她们更期待有了性行为之后，男孩会更爱自己。为了得到她们喜欢的人的感情，她们往往愿意做任何事情。但事实上，男孩和女孩在对爱与性的理解上存在明显的差异。

在恋爱过程中，女孩比男孩更为看重情感联系，即使在普通的人际关系中，女孩体验到的亲密感也要比男孩子多②。

男孩的第一次性行为往往是雄性激素引发的生理冲动所致，而女孩的第一次性行为的背后除了生理驱动以外，还包含着更多的情感因素。

美国的研究表明[①]，青少年第一次性行为的原因存在显著的性别差异。男青少年中有51%认为是好奇和性的愉悦，有25%认为是由对伴侣的爱引起的；在女青少年中，结果正好相反，大约50%的女青少年把原因归于对伴侣的爱，25%归之于好奇和性的愉悦。

由于男女两性对爱与性的认识不一样，在恋爱过程中，女孩常常面临更多爱与性的困惑，她们需要更好地把握爱与性的平衡。

高三女生海砾说：

① Michael,R. T., Gagnon,J.H., Laumann.E.O., & Kolata,G.(1994), Sex in American, Boston:Little, Brown.

> 发生性关系之后，我当时的感觉就是已经把最珍贵的东西给了这个人，感情陡然之间就紧张起来。我们的感情完全是断送在这方面。那时的自己就像个小孩儿，认为我把最重要的东西给了你，你就要负责任。无论我怎么发脾气，行为怎么越轨，出什么问题，你都必须容忍，没有第二条路可以走。你不容忍就是你的不仁义、不道德。所以会非常"较劲"，好多事为这个所累，越来越沉重，互相的伤害越来越多，终于再也无法相处下去。

澳大利亚的少女问题专家贝琳达·汉福特的观点有助于我们分析这个女孩的经历。贝琳达·汉福特在《这是女孩子的事》一书中指出，"在恋爱中过早地发生性关系，反而会阻碍两人进一步相恋。为了得到愉快而健康的恋情，情侣们需要时间去一起玩乐，相互理解和学会照顾对方"。上面的案例中，海砾和男友在还没有学会如何去爱时，就过早地跨越神圣的防线，完全没有预料到性会给自己

< 026　　　　　　　　女孩面临更多爱与性的困惑　　027 >

的情感带来多大的冲击，以他们的年龄和阅历完全无法把握，结果造成两个彼此喜欢的人相互伤害，最终分开。

弄清楚爱与性的关系从来不是一件容易的事情，对于缺乏经验和人生阅历的青春期女孩来说，毫无疑问会更加困难。

女孩更渴望亲密关系

我们从大量对女孩的访谈中可以发现，许多女孩发生性行为是出于对爱的强烈渴望。在两性关系中，女孩需要的更多是温暖或关心，并不是真正想要性交。

在《阳光法性教育》一书中，有位叫叶萦萦的女孩经历特别引起了我们注意：

> 萦萦的母亲在她七岁时去世了，爸爸再婚，继母带来了一个比她小一岁的妹妹。经此变故，小时候活泼开朗的她变得有点孤僻。她有时会与妹妹发生冲突，而父母亲都只会怪罪她。她在气急的情况下曾给爸爸写过一封很绝情的信。爸爸说她把家当成了一个旅馆，一个提供学费、吃饭睡觉的地方，凡事都不沟通。
>
> 高中时，萦萦一心想做一名女艺术家，对摄影特别感兴趣。高二那年，她认识了学校摄影小组的指导老师，这位 31 岁的男老师经常邀请她去他那里玩，教她拍一些东西。
>
> 元旦晚会上，萦萦喝醉了酒，沉迷在罗丹和他的情人卡米尔的故事中不能自拔。当时萦萦在学校住宿，迷迷糊糊中，她拨通了摄影老师的电话，问他元旦是否有空，想去找他玩。当天晚上，摄影老师就开车把她接到他家里，晚上两个人睡在一起。后来，他们发生了性行为。仍在读高中的萦萦经常在晚上去摄影老师的家里。萦萦

说："有时候一星期见一次，有时候一星期会见三次。"

紫紫说，她喜欢年龄比自己大的人，他的年龄特别容易征服自己。紫紫喜欢他抱着自己，很温暖。谈到为什么会跟他发生性关系，紫紫说："我只是需要一种温暖，我希望他能爱我。"

很快，紫紫发现自己只是他生活中极小的一部分，他们的关系在持续了9个月17天后结束了。但是这段关系对紫紫的伤害才刚刚开始。紫紫经常觉得自己就像一只"鸡"，"我不相信爱情了，只是喜欢这个游戏。……我知道了男人的目的，我开始会和他们玩感情游戏了，而且比他们更会玩。"紫紫特别想去找心理医生，她说自己"需要一个特别温暖的地方"。**99**

从紫紫的故事中我们会发现，对"温暖"的渴求，使她不加思考地陷入两性关系之中，而这与她童年的家庭经历有着深刻的关系。紫紫童年的情感支持系统非常脆弱，亲生母亲去世，与父亲和继母关系冷漠，这些让紫紫极度缺乏安全感，因此她迫切地想要在家庭之外获得爱和温暖，以至于她轻易地与老师发生了性行为。

事实上，不只是童年缺少温暖的紫紫如此渴望亲密的情感，许多女孩都表现出她们对亲密关系的强烈渴望。一些研究者发现，女性对亲密情感的强烈需求是有生物基础的。美国格里安研究所的研究人员发现，流经女性大脑的血量比流经男性大脑的血量多了15%，并且流经大脑的区域比男性更广，这使得女性的大脑比男性大脑有更多活跃的区域，即使在休息时，她们的大脑的血液循环仍很活跃。女性不停活动的大脑，急需获得在人际交往、亲密情感方面的刺激，因为亲密情感的刺激对她们的大脑来说是最有挑战性和成就感的事情。此外，大脑结构上的不同，也让我们看到女孩和男孩对亲密情感需求上的不同。

这些大脑上的不同之处使得男性和女性表现出显著的不同。女性的大脑在创造复杂、亲密的人际关系网上占有优势。不管是在面部表情的辨认，对复杂人际关系的追求，对事物的关注，还是在对人际关系的洞察方面，女性的大脑

< 028 女孩面临更多爱与性的困惑 029 >

以男性大脑所不具有的方式，创造并参与到人与人的亲密接触中①。

女性对亲密关系的需要与女性的荷尔蒙也有很大关系，尤其是雌激素，它是一种"亲近的"荷尔蒙，使得女性对自己感觉不错，并为自己拥有亲密关系而高兴，同时对生活充满了热情。

女性体内的生物化学因素决定了她们对情感和恋爱关系的需求有着与男性不同的地方。

① 迈克尔·格里安：《女孩是天赐的》，辽宁教育出版社，2003 年。

两性差异背后的深层原因

男性与女性之间的心理差异有其生理基础，男孩对性的最初兴趣，主要是受到雄性激素，特别是睾酮的影响，而女孩最初的性兴趣，除了受到雄性激素的影响外，还受到雌性激素的影响。雄性激素分泌的增多会提升女孩对性的兴趣，雌性激素的增多能增强女孩对男孩性要求的感受能力。

需要特别指出的是，与男孩相比，社会因素对于女孩是否发生性行为的影响力要大得多。女孩和男孩一样有性兴趣和性动机，但是这种兴趣和动机是否转化为实际行为，更多地受社会环境的控制。如果女孩所处的社会环境（包括家庭和学校）不赞成过早性行为，那么女孩过早发生性行为的可能性就会降低。相反，如果社会对女孩性行为持一种宽容甚至放纵的态度，那么女孩就极有可能出现过早的性行为。

双重标准

人是社会性动物，每个人的行为都不可避免地被打上社会的烙印。许多社会（包括中国当代社会）存在双重标准，这也是女性产生困惑的重要原因。这里的双重标准，主要表现在社会用两套不同的标准来评价男性和女性的行为。在性方面，许多社会对男性较宽容，而对女性却很苛刻，比如一些对男性来说是适当的行为（如婚前性行为），对女性来说就不那么合适了。

对社会来说，男孩早一些发生性行为，似乎不是什么大不了的事情。有些男孩，甚至包括男孩父母，反而可能认为这是一件"占便宜"的事情。我们这个社会，一般不会纵容男孩的性行为，但基本上会宽容男孩没有爱的性行为。

一个初二男生表示：

> 66 你若和一个女孩有了这种（性）关系，大家会羡慕你，满足了自己的虚荣心。99

对女孩就不一样了，如果女孩过早发生性行为，人们通常会以一种不同的眼光看待女孩，甚至用一些侮辱性的词语形容她们的行为，有些女孩的父母也会为此感到羞耻。这种看法的存在，使许多女孩会本能地产生疑问：社会为什么对女孩如此苛刻？双重标准的存在，加深了女孩对爱与性关系的困惑。

培养女孩好榜样：我的经验

在下面这个我亲身经历的事情中，我（孙云晓）承担了一个"父亲"的角色，让一个陷入爱与性泥沼的青春女孩走出了困境。

很多年前，由于为青少年写作的缘故，我曾陆续收到几万封中学生来信，其中一封是来自西部的特快专递。

这封信中名叫"雨"的少女正读高三。她写道：

> 66 我有一件重要的事情与您商量：我爱上我的语文老师了！我能有今天的进步，都是他帮助的结果。如今，他的妻子去世了，我决定放弃高考，毕业后与他生

< 030   女孩面临更多爱与性的困惑   031 >

活在一起。虽然他的年龄比我父亲还大，但我想做许广平。在做出最后决定之前，我想听听您的意见……**"**

雨与我通信一年多了。我知道，这是一个才思敏捷而又勇敢自信的女孩，为了一家三口的幸福，她居然支持父母离了婚。不过，她的新计划还是让我吃惊。

读罢"雨"充满困惑的来信。我写了一封长信给她，大意如下：

" 我相信你的感情是纯洁的，我也相信你的语文老师是一位好教师。在你这个年龄产生这样的情感，不仅是正常的，甚至是令人感动的。

不过，我劝你心动不要行动。

生活就像蓝天，而你是一只小鸟，小鸟只有展翅飞翔，才知道世界有多么辽阔。如果你连飞都不曾体验，或许有一天你会后悔。人生阅历告诉我，在中学时代，你可能疯狂地喜欢或爱上某个人，但没过多久你又可能骂自己：我昏了头了，我瞎了眼了，我怎么喜欢他？

我建议你静下心来在高考中一搏，这是你一生中极为难得也极为关键的一次机会。我祝福你考上大学，到外面的世界闯荡一番。假若到那个时候，你还是认定这位语文教师是你的最爱，我就支持你嫁给他……**"**

让我欣慰的是，雨反复看了我的回信多遍，终于接受了我的忠告，并且幸运地成为一名大学生。一年后，雨来信透露，她在大学里获得了从未体验过的炽热爱情。毕业后，雨随男友去了江南，婚后非常幸福。

应对爱与性的困惑：拯救女孩的 5 个建议

在处理女孩爱与性的困惑上，父母发挥着独特的、不可替代的作用。如果一个青春期女孩能够从父母那里得到足够多的温暖，女孩早恋的可能性就会降低，她就会有更多的准备来应对爱与性的困惑，也就越不容易在爱与性的困惑中做出不当的选择。

建议 1、给女孩充满爱意的生活

66 我渴望抚摸，我觉得抚摸有一种温柔的力量，能让人安静下来。我不记得小时候父母是否给过我很多亲吻和拥抱，就记得小时候去一个阿姨家玩，晚上和她的小女儿一起睡觉，阿姨在给我们关灯之前吻了我和她女儿的额头一下。我当时心里有种说不出的温暖，因为我妈妈从没有那么温柔地吻过我的额头。 99

父母之爱犹如阳光，是孩子成长不可或缺的精神支柱，这份爱不仅要体现在教子做人方面，还应当表现在细致的亲情关怀上。

父母要形成一些表达感情的习惯：

下班或出差回到家，给女儿一个拥抱；

当女儿哭泣时，紧紧地拥抱她；

当女儿想说话时，认真地与她交谈；

当女儿情绪低落时，送给她一个小礼物，或一张温馨的卡片；

陪她一起做她喜爱的运动。

作为父母，特别是父亲，如果能一直给予女孩接纳、关爱和温暖的拥抱，那么也许她们就不会那么迫切地到两性关系中去寻找温暖了。

建议 2、让女孩看到父母彼此相爱

父母间彼此相爱是孩子安全感的最大来源。孩子们是在家中学会爱，不仅

< 032   女孩面临更多爱与性的困惑   033 >

从父母如何爱孩子来学习，更需要看到父母是如何彼此相爱的。

如果孩子从未在家庭中看到过爱的榜样，他们就不知道怎样去爱，也会深深地害怕自己永远找不到爱，所以非常容易过早地陷入由性关系所带来的亲密感之中。我们知道，这并不是真正的爱，而只是爱的廉价仿制品。

爱是一种行动。父母彼此相爱，并让孩子知道，就是对孩子最好的爱的示范和教育。

建议 3、父亲要引导女儿度过青春期

当女儿进入青春期，在许多家庭中，常常会出现父亲逐渐远离女儿的现象。女儿不会再整天黏在父亲的怀抱里，父亲也对女儿突然发育的身体感到陌生和不知所措，父女之间很少再有亲密的身体接触。但这时候，女儿在情感上仍然非常需要父亲的关爱。一些研究者发现，女孩子喜欢父亲在其青春期的整个过程中给予她们关爱，这使她们具有更多的信心，并且能够更好地完成学业。

当女儿进入青春期后，父亲可以找到新的方式来与女儿保持交流。一起运动是很好的选择，比如父亲可以和女儿一起跑步，陪她打球，或者进行其他运动。有时候父亲也可以叫上女儿一起做家务，帮忙修理东西等。总之，父亲要尽可能创造机会与女儿相处，即使没有时间陪女儿共同活动，也可以在晚饭后陪她看一会儿电视，或者坐下来认真听听她的想法。

建议 4、共同制定家庭规则，严格执行

没有规则的家庭是无序的，在无序的家庭中成长的女孩，往往缺少自律精神，没有明确的异性交往界限，因此更容易过早地陷入不情愿的性关系中。父母有责任为女孩创造有序的家庭环境，为女孩制定明确的家庭规则，尤其是有关朋友交往的规则，她和她的朋友们必须严格遵守。

比如：要求女孩明确说明下课后或周末去哪里、跟谁在一起；规定每天最晚回家时间；邀请异性朋友到家里玩时，不能把房间的门关上。

在制定家庭规则时，父母要与女儿一起商量，这样才能更好地了解孩子的

需要，也让孩子理解规则背后的价值观。要维护规则的严肃性和约束效力，一旦违反，就要接受相应的惩罚。

建议 5、让女孩懂得对男孩的性要求说"不"

青春期的男孩和女孩相互都有很强的吸引力，也有很高的期望，但他们彼此之间的差别也很大，他们对爱情的理解和渴望也不尽相同。女孩希望男友温柔、体贴，能理解她、拥抱她、爱抚她，能和他说说自己的感受和问题，想整日和他待在一起。青春期的男孩则有更强烈的性渴望，有时候他只想和女友亲热而不去想别的。对这些问题认识思考得越多，想得越清楚，女孩越不容易盲目做出让自己后悔的决定，青春期女孩要学会做"行动上的矮子，思想上的巨人"。

父母要让女孩明白，在性的问题上，她不必去迁就任何人，不能被任何人催促和强迫。性是一种特别美好的、一生中都很重要的事情。在她们的一生中，还有很长的时间供她们支配。

父母要让女孩相信，真正爱你的人会尊重你的感受。如果男朋友要求女孩与他发生性关系，以爱作借口，或者以离开相威胁，那么女孩要知道如何坚决地说"不"。

如果你爱我，就要尊重我的感受，不要强迫我做一些我不愿意做的事情。

我爱你，但我选择用另一种方法来告诉你。

用你的理解和尊重来证明你有多爱我。

我们要让青春期女孩认识到：真爱值得等待，并能经受住时间的考验；如果一个男孩真心爱你，那么他不会在乎这一时半会，他能够等待真正甜蜜时刻的到来。

< 034　　　　　　　　　　　　　女孩面临更多爱与性的困惑　　　035 >

爱情（性）心理发展

美国心理学家赫洛克把青春期的爱情（性）心理发育分为 4 个时期：

1. 反感期（疏远期）（11-14 岁）；

2. 向往年长异性的牛犊恋期（14-16 岁）；

3. 接近异性的狂热期（17-19 岁）；

4. 浪漫的恋爱期（20 岁以后）。

发现女孩之二：女孩的大脑

曾对爱因斯坦的大脑做过深入研究的神经系统专家桑德拉·怀特森认为，人脑是个具有性别特征的器官。女孩的大脑在诸多方面与男孩不一样。

一、不一样的大脑结构

人类大脑由左右两个半球组成，通常左半球主要负责语言和推理，右半球主要负责运动、情感及空间关系。联系两个半球的是一组神经纤维，被称作胼胝体。胼胝体虽然不是大脑两半球之间的唯一联系，但是最重要的联系，它起着沟通和协调大脑左右半球的作用。

研究发现：女性的胼胝体体积大于男性，女性两半球之间的联系更加紧密。科学家们曾用扫描手段研究过 146 名健康成人的大脑，发现男女两性在胼胝体形状方面存在很大的差异，女性胼胝体后 1/5 的部位多呈球形，而男性的多呈管状[①]。

男性大脑更加单侧化，而女性大脑较为双侧化，两半球发展较为均衡。一项使用脑功能核磁共振成像技术的研究表明，男性的左颞叶要比右颞叶大 38%，而女性的颞叶没有发现这种不对称。在听觉联合皮层特定区域里，单位体积中的神经细胞的数量存在性别差

①胡玉华：大脑左右半球的性别差异，《北京教育学院学报》，2002 年第 9 期。

异，女性单位体积内的神经细胞数量要比男性多11%，因此，在大脑的这一区域中，女性大脑神经细胞的密度要明显高于男性。

二、不一样的大脑内容物

男女在大脑的内容物上也存在一些差异。大脑组织主要由灰质和白质组成，当然还有必不可缺的水分。灰质由神经细胞组成，而白质主要是由神经纤维组成。男女大脑在灰质、白质和水分成分方面都存在差异。女性的大脑比男性要多出15%的灰色物质，这些物质主管人类的思维，这就说明为什么女性天生就具有强大的语言优势。相较之下，男性的大脑含有更多的白色物质，这些物质主要负责脑细胞之间的联络及神经冲动在大脑和四肢及躯体之间的传递，所以男性生来就具有强大的空间感知能力。男性大脑的含水量更大，充满着更多的液体，这些液体能帮助男性缓冲来自各种外部世界的冲撞，减少男性大脑受到意外伤害的危险。

不一样的大脑，对女孩意味着什么呢？

在从事某些工作时，女性往往同时使用大脑的两侧，而男性往往一次只使用一侧。女孩可以用两侧脑半球同时思考，而男孩一般只用一侧脑半球思考。

大脑两半球之间更紧密的联系给女性带来了一些优势。同样经历中风，与男性相比，女性恢复得更快，恢复得也更彻底。当女性的大脑一个半球受到损伤时，另外一个半球往往能够发挥替代作用，而男性通常没有那么幸运。

男孩和女孩大脑的差异部分解释了为什么女孩语言能力更佳，而男孩数学能力更强。这是因为女孩的语言中枢比较均衡地分布在大脑左右两个半球，所以女孩更擅长那些需要两个大脑半球共同参与的活动；而数学能力基本上是大脑右半球的功能，所以男孩通常更擅长数学。此外，发达的大脑右半球，使男孩操作各种机械时更为得心应手，他们的动手能力更强。

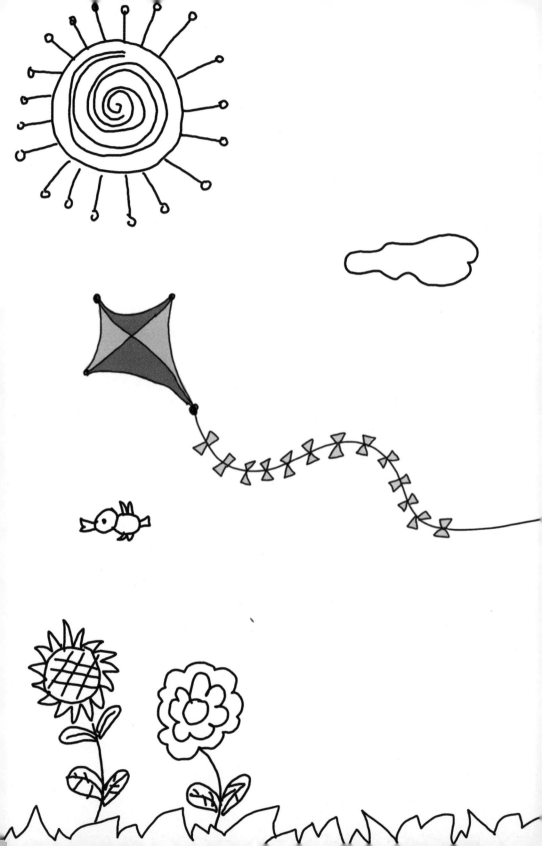

CHAPTER 3

极易失落的自信心

容易失去自信似乎是青春期少女普遍面临的一个问题。现代女孩对外表关注越强烈，她们的内心就越空虚乏力。

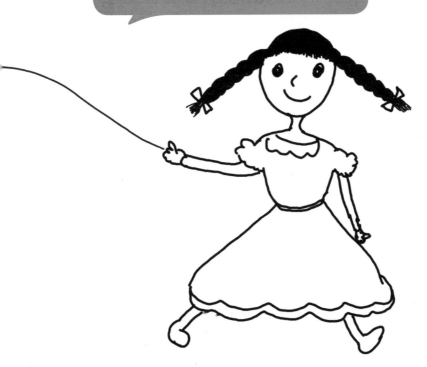

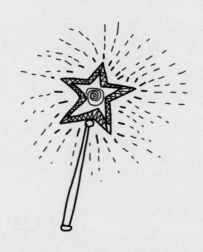

提升女孩的自信心：拯救女孩的 5 个建议

建议 1、给女儿无条件的爱

建议 2、帮助女儿发掘内在力量

建议 3、告诉女孩适时说 "不"

建议 4、让女儿远离电视和时尚杂志

建议 5、帮助女儿找到健康的榜样

许多女孩希望通过整容提升自信

2010 年 11 月 15 日，一条令人震惊的消息出现在众多媒体上：

王某——某著名选秀节目的选手，一个活泼可爱的女孩，在医院进行整容手术时，手术过程中出现大失血，血液流入气管造成窒息，最终经抢救无效死亡。

很多人都很遗憾，更多人感到困惑不解：王某已经很漂亮了……

近几年，整容低龄化的现象引起了许多媒体的关注。不仅一些刚参加完高考的学生利用假期整容，希望以一个崭新的形象迈入大学校门，一些十四五岁的初中学生也要求整容。2010 年 4 月 13 日，中国新闻网就报道了"15 岁女生要削骨瘦脸"的消息。另据《金黔在线》2010 年 8 月 26 日报道，贵阳一位 14 岁女孩在妈妈的陪伴下到医院咨询隆鼻、双眼皮及改脸型等整容手术，均被医生拒绝。《大洋健康》援引深圳多家医院整形科的介绍称，每年寒暑假整形的顾客人数都比去年同期增长 30％～50％，五到六成的整形者是学生。其中，不乏未成年的青少年，甚至低至 10 岁左右的儿童也会来医院咨询整容事宜。在这支未成年整容大军中，女性占据绝对多数。

许多少女希望通过整容手术来提升自信，获得更多的关注和发展机遇；还有些女孩是为了与同伴攀比，希望自己更受欢迎。

❝ 刚参加完高考的小蕾告诉记者，当今社会竞争越来越激烈，要想在激烈的竞争中胜出，就必须使自己在各个方面出众。因此，小蕾打算利用假期对自己脸部不是很满意的地方进行改造，以一个崭新的形象迈入大学校门。她说："虽然整容会花费一些精力和财力，可是在大学校园里，我会变得更加自信。"

15 岁的小萌要求医生帮她把鼻子隆成与章子怡一样的鼻子，原因是想和"班花"一较高下："同学们说'班花'长得像范冰冰，都捧着她，我除了鼻子不太挺，哪点比她差？！""

一些父母也支持孩子这样做，并还认为，在竞争激烈的职场上，以貌取人已是事实，整形可增强孩子的自信心，对孩子今后就业、找对象都有好处，可以说是一种长线投资。

未成年少女不适合做整容手术

对有些未成年少女热衷整容，我们深感忧虑，因为她们并不适合做整容手术。

未发育成熟的身体

未满 18 岁的孩子，身体尚未发育成熟，还处于长身体的阶段，身材和面部都有可能不断发生变化。特别要强调的是，受大量激素分泌的影响，青少年全身各系统处于快速发育过程之中，但是这一阶段的面部发育却相对迟缓。不少青少年的身体虽然已呈成年体型，却依然有着一张"娃娃脸"。以鼻子发育为例，儿童时期由于鼻背及鼻根部的骨骼尚未完全发育好，外观看上去鼻梁低平，眼距较宽，这种现象要到青春期后才会有所改变，鼻梁才会逐渐隆起。如果在鼻骨尚未发育完成之前就实施隆鼻手术，植入的人工鼻梁体就有可能会影响鼻子的后期发育。

尚未稳定的心智和审美心态

美的标准是主观的，社会的审美标准在不断变化，"环肥燕瘦"，都曾是

< 042　　　　　　　　　　　　　　　极易失落的自信心　　043 >

美的标准。

更重要的是，青春期少女的心智尚未成熟，自身的审美观还未正式形成，审美标准也不稳定，极易受到时尚潮流的影响。而大部分的整容手术往往是不可逆的，一旦整容，将来有一天，女孩如果发现自己不喜欢所整的面容，再想恢复原本的容貌会很难，这时往往会追悔莫及。

因此，专家呼吁，青少年应尽量避免隆乳、吸脂、隆颏等与年龄不适宜的手术。因此，选择整容手术，一定要等到身体、心智发育成熟以后再行实施。

过度关注外表易让女孩失去自信

青春期少女热衷整容，既让我们看到了她们对美的追求，同时也反映出了她们自信心的缺乏。英国女童军的调查结果显示，年龄在 16 岁以下的少女中，学习成绩差的考虑手术美容的人占 81%，远远超过同龄人的平均值。容易失去自信似乎是青春期少女普遍面临的一个问题。

当今的父母大多非常注意从小鼓励女孩自信，不输给男孩，进入中学之前，女孩们也的确让父母觉得自豪，她们自信满满，在学校表现出色，而在进入中学之后，女孩的活力和自信却会出现下降。事实上，如果您知道近年来女孩在各个层次上的学业表现都远远优于男孩时，会对青春期女孩自信心的失落更感困惑。

在相关研究中，我们发现，几乎在每个学龄段，男生的学业表现都落后于女孩。在小学和初中阶段，男生在学校的整体表现不如女生，考试成绩落后，班队干部、三好学生也以女生居多。即使在高中和大学阶段，女生的学业优势依然明显，高考状元女生占到六成多，男生不足四成，大学的国家奖学金获奖者中女孩人数是男生的两倍。

很显然，在青春期，学业表现并不是女孩自信降低的主要因素。很多研究者指出，造成自我认知降低的主要因素是女生对自己身材和相貌的满意度。研究发现，青少年的身体自尊是其整体自尊的最重要的预测指标。身体自尊对青春期女孩的影响要大于对男孩的影响，青春期女孩的身体自尊要低于男孩①。许多女孩对自己的体重和外貌感到不满意。

过度关注外表使青春期女孩的自信心极易受到打击，而且此时她们既受到外在社会期望的压力（其中有许多不正常的、远远无法实现的期望），又面临着自身神经系统发育的压力，她们常常会感觉悲观、失望，对自己不满。这一时期也是许多父母最为惧怕的一段时期，因为要帮助她们需要更大的耐心和技巧。但是父母必须认识到：尽管她们比小时候更加追求独立和隐私，她们仍然需要来自父母的帮助。

①张文新:《青少年发展心理学》，山东人民出版社，2002 年。

②迈克尔·格里安: 《女孩是天赐的》，辽宁教育出版社，2003 年。

注重细节易让女孩没有主见

迈克尔·格里安博士认为，青春期女孩自信心的下降，与她们的大脑发育有关。青春期女孩大脑额叶、前额叶及边缘系统的生长非常迅速，这使她们的抽象思维和情绪情感都得到了很大的发展，道德和精神方面的成长也非常迅速。男孩与之不同，对大脑的正电子发射层析扫描和核磁共振扫描发现，女孩大脑比男孩大脑活动的区域更多。男孩的大脑更倾向于专注于一件事情，他们更倾向于用他们的逻辑去推理，并且他们在做出决定之前不会将一个小细节所涉及的 5 个或 10 个因素放在一起考虑，而女孩往往相反，她们对每一细节都要考虑。考虑得太多的缺点就是，会形成一个没有主见的自我：一个依赖于别人来替自己做决定的自我，特别是在青春期早期的变化中②。

< 044 　　　　　　　　　　　　　　　　　　　　极易失落的自信心　　045 >

女孩在生活中的压力越来越大

对外表的过度关注一方面是由青春期这个人生阶段的特殊性决定的，青春期女孩第一次意识到自己的身体正在不断地发生着变化，这难免会让她觉得惊奇，并有些无所适从。此外，对外表的过度关注也跟社会潮流有关，如今的女孩生活在一个越来越注重外表的环境里。自孩童时期，女孩们就可能通过芭比娃娃来学习和实践社会的审美标准，无处不在的时尚杂志、广告、电视上的娱乐节目也不停地向她们灌输现代社会对完美女性的"期待"。西尔维娅·施奈德在《阳光女孩：给父母的女孩教育手册》一书中指出，女性阅读的时尚杂志越多，她们就越不喜欢自己，对自己越不满。对外貌的否定态度常常会导致自我毁灭，它使人丧失了抵制外界伤害的力量，不相信自己，没有勇气和能力对自己的生活负责。西尔维娅·施奈德认为，这是年轻女孩中普遍存在饮食障碍的思想根源①。

①西尔维娅·施奈德：《阳光女孩：给父母的女孩教育手册》，湖北教育出版社，2006年。

事实上，现代女孩的生活一点也不轻松，社会在某些方面对她们的期望越来越高。她们不仅要学业优异，聪明能干，多才多艺，更要有外表吸引力，这样她们才能够获得更好的发展。社会急功近利的浮躁心态，误导许多年轻的女孩们去追求表面化、立竿见影的东西，把对未来的美好愿望寄托在完美容貌的基础上，而不是其他更重要的东西，如能力和品格等。当外表显得比内心更重要时，我们不得不担心，这些年轻女孩们对外表的关注越强烈，她们的内心就越空虚乏力。

在当今社会，从很多方面看，女性仍然属于"弱势"性别，因此，对于展示自我、追求成功或者与男孩竞争，女孩仍面临着更多的内心压力和角色冲突。

培养女孩好榜样：撒切尔夫人的父亲

21世纪是女性崛起的世纪，早在新千年来临之际的2000年，美国方言学会就把"她"（she）字推选为"21世纪最重要的一个字"。在这个女性崛起的世纪，怎么样让我们的女孩更加自信呢？

英国前首相撒切尔夫人父亲的做法值得我们学习。

" 撒切尔夫人，世界著名政治家，三次蝉联英国首相，以"铁娘子"而闻名于世。在她的成长过程中，父亲居功至伟。

她的父亲罗伯茨是英国格兰文森小城的一家杂货店主，在经商的同时，积极投身于公益事业和教会活动，在小城的政界中颇有声望与号召力。玛格丽特（撒切尔夫人结婚前的名字）5岁生日时，父亲就送给她一段话作为礼物——"孩子，你要记住——凡事要有自己的主见，用自己的大脑来判断事物的是非，千万不要人云亦云。这是爸爸赠给你的人生箴言，是爸爸给你的最重要的生日礼物"。父亲还曾谆谆教诲她，"玛格丽特，决不要去做或想那些平常的事情，因为人们早已经做过了。打定主意做你自己想要做的事，并设法说服人们按照你的方式去做"。

父亲一直向她灌输的思想是：永远坐第一排。哪怕是坐公交车，听讲座，父亲都要求女儿坐在第一排，以此来培养她的领袖气质。

正是有了父亲罗伯茨的不断激励和指引，玛格丽特从一个普通的女孩成长为叱咤风云的政治家"撒切尔夫人"。1979年5月，撒切尔夫人作为英国女首相搬进唐宁街10号时说：我的一切成就都归功于我父亲罗伯茨先生对我的教育培养。 "

提升女孩的自信心：拯救女孩的5个建议

建议1、给女儿无条件的爱

对于孩子们来说，在成长过程中，一个最基本的需求就是要确信：不管她

< 046   极易失落的自信心   047 >

们是否漂亮、聪明或能干，父母都会无条件地爱她们。确信自己拥有这份爱的女孩内心会感到十分安全，对自己的成长和能力很有信心。

所以，身为父母，要无条件地爱您的女儿，接受您的女儿，这是她自信心的基础。这样，即使在青春期她遇到种种挑战、困惑和矛盾，即使她一时难以接受自己急剧变化的身体，难以把握自己复杂多变的情绪，她也不会觉得这些会让父母不再爱她，这样她才能够比较自如地全面认识自己，并接受一个全新的自我。

知识链接

父母的抚养方式与自尊

心理学家库伯·史密斯调查了父母的抚养方式对个体自尊形成和发展的影响。结果发现，高自尊个体的父母抚养方式具有以下特点：

第一，接受、关心和参与；

第二，严格，即高自尊儿童的父母认为，重要的是使孩子达到更高的要求，而不仅仅满足于使孩子高兴，并认为孩子在严格的训练下会更快乐；

第三，采取非强制性约束；

第四，民主，尽可能给予孩子表达自己观点的权利和有时按自己的方式办事的权利。

建议 2、帮助女儿发掘内在力量

一个拥有坚实内在力量和真实自我的人，才能坚定地保持自己的个性，不屈从于外界的压力，不依赖外在形象而对自己感到满意。父母需要不断强化孩子的自我意识，帮助她从积极的角度看待自己，发掘自己的内在财富，这样她就不会轻易仅从外貌来判断自己的价值。

父母要学会相信、赞赏、尊重自己的女儿。

相信女孩。相信她有与年龄相当的独立做事、照顾自己、正确判断和明智选择的能力。

赞赏女孩。赞赏女孩的内在优点，欣赏她的独特之处，并明确告诉她，那么她会尽一切努力变得更好。每天至少对她说三句赞美的话。

尊重女孩。尊重女孩独特的个性和不同的想法，并且永远不要用暴力惩罚女孩。

建议 3、告诉女孩适时说"不"

女孩子在小时候很愿意成为"乖乖女"，她们举止乖巧，聪明懂事，行为顺从，很讨人喜欢。但这样的行为方式掩盖了许多女孩的个性和优点，使她们面对外界的压力和无礼的要求时，不知道该如何做出明智的回应，维护自己的权利，保护自己不受侵犯。父母要鼓励女孩说"不"，加强她的信心，帮助她告别内心那个柔弱无助的小女孩。

建议 4、让女儿远离电视和时尚杂志

让女孩过多接触那些漂亮女郎的图片对她们并没有什么好处。电视上的娱乐节目、广告及时尚杂志为当今的女孩们提供了难以企及的美的标准，吸引她们把大量金钱和宝贵的时间花在打扮上。父母需要把女儿不了解的这些信息告诉她。

在女孩还小的时候，父母应尽可能让女孩远离电视、广告和时尚杂志。等女孩们大一些后，父母有机会与女儿一起看电视时，可以一起思考讨论下面这些问题：

我们为什么会被说服对这个广告产品感兴趣？

这个广告讲述了些什么？

这个广告后面隐藏着什么计划？

除了这个产品外，这个广告还想推销给我们什么？

这些广告女郎的形象是真实的吗？

< 048　　　　　　　　　　　极易失落的自信心　　049 >

建议 5、帮助女儿找到健康的榜样

青春期的女孩需要学会认识并接受她们真正的自我，一些坚强自信的女性可以作为她们学习的榜样。

> 电影《泰坦尼克号》的女主角凯特·温斯莱特一开始并不为太多人喜爱，很多人觉得她太胖了，但坚定自信的凯特坦然接受自己的不完美，她对自己的身材从不在意，自信满满地做一个丰腴的女人，也不容许别人刻意美化。《GQ》杂志曾经把凯特的照片PS成出奇苗条的形象，凯特看到照片后，气愤极了，她随即发表严正声明：照片上的不是我！那家杂志只好为此专门道歉。有杂志报道凯特去医院减肥，结果被她告上法庭。拿到的赔偿金，凯特则是全数捐赠给慈善组织，来帮助那些因为饮食紊乱而导致体重出现问题的人们。凯特一直坚称，她绝对不会为了好莱坞而减肥。"现在的女性已经太瘦了！对于年轻女性来说，我是一个榜样，我不会特意减肥，永远不会！"
>
> 凯特曾经看过一个名为《我想有张明星脸》的电视节目，节目讲述了一个希望自己看上去像她的女孩子的整容经历。那个女孩收藏了所有以她为封面的杂志，观看了她出演的所有影片，为了拥有像她一样的脸蛋和身材，这个女孩甚至切除了自己的一部分胃。
>
> 看到这里，凯特忍不住哭了起来。"我为这个女孩感到痛心，因为她被这些杂志和电影里呈现出的我的完美形象深深误导了"，她激动地说，她很想把那个女孩喊到面前，然后将自己的衣服脱下，告诉那个女孩，"我根本就没有那样完美的身材。我没有那样又翘又浑圆的臀部，我没有一对既丰满又高耸的乳房，我没有一个平坦的小腹，相反，我的臀部和大腿上堆积着大团的脂肪。然后大声对这个女孩说：'这才是真正的我！'"

此外，母亲本人就应该是最好的榜样。母亲是否整天为脸上的皱纹烦恼？是否整天担心自己又摄入了过多的热量？这些都会对自己的女儿产生不良的影响。所以，要培养自信的女儿，母亲也得是一个内心坚定、自信有主见的成熟女性。

发现女孩之三：女孩的性发育

女孩青春期的发育顺序并非是固定的，没有所谓的"正确"或"正常"的顺序。下面所列举的发展阶段只是研究中发现的大多数女孩的发育顺序。如果有些女孩的发育顺序与此不一致，并不意味着异常。

下面是心理学家发现的女孩青春期生理变化的顺序及乳房发育的顺序[①]。

①劳伦斯·斯腾伯格著，戴俊毅译：《青春期：青少年的心理发展和健康成长》（第7版），上海社会科学院出版社，2007年。

一、女孩青春发育期生理变化的顺序

女孩青春发育期生理发展的顺序大致如表1所示：

表1　女孩青春发育期生理发展顺序表

特征	首次出现的时间
1. 乳房的发育	7—13 岁
2. 阴毛的生长	7—14 岁
3. 身体的发育（发身）	9.5—14.5 岁
4. 月经初潮	10—16.5 岁
5. 腋毛	阴毛出现后两年
6. 汗腺和产生油性物质的腺体，粉刺	大约与腋毛同步出现

二、女孩乳房发育的顺序

这个顺序是由心理学家特纳总结提出的，因此被称作"特纳五阶段"。

阶段一：乳房没有发育。

阶段二：出现乳房发育的第一个信号。这一阶段又被称为乳芽阶段，在乳头以下某一部位可以触摸到乳房组织。

阶段三：乳房更加清晰可辨，但可能还不能区分两个乳房的轮廓。

阶段四：乳房进一步增大，能够明显区分出两个轮廓。乳头及乳晕在一起形成了乳房上的第二级突起。

阶段五：成熟阶段，乳房完全发育成熟，轮廓清晰可辨。

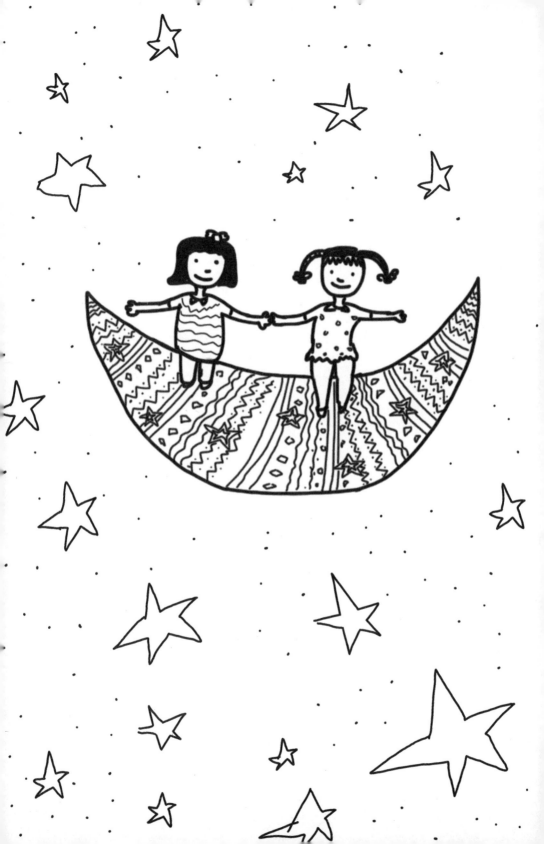

CHAPTER 4
过早性行为对女孩伤害巨大

作为女孩的父母，尤其是母亲，从小就应该
承担起女孩性知识启蒙者的角色。

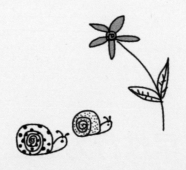

预防少女过早性行为：拯救女孩的 5 个建议

建议 1、给予充分的关爱

建议 2、性教育以人格教育为核心

建议 3、认真回答女孩的性提问

建议 4、教女孩学会自我保护

建议 5、如果发生了，应把伤害降到最低

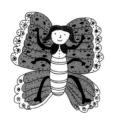

16 岁少女的 5 次孕史

2015 年 3 月 28 日《羊城晚报》刊登了一则题为《16 岁少女两年 5 次怀孕 4 次堕胎》的新闻，让每一位女孩的父母都感到特别揪心①。

① 16 岁女孩两年 5 次怀孕 4 次坠胎（http://www.ycwb.com/ePaper/ycwb/html/2015-03/28/content_674306.htm?div=-1）。

❝❝ 年仅 16 岁的小玲为热恋的男友第五次怀孕了，当她满怀期待与男友共建幸福小家庭时，男友又是一句"你去打掉吧"。此前，小玲已经听从过男友这样的安排 4 次了。

身处广州异乡，这名少女走到了人生的十字路口：留下孩子，但生下来怎么办？做第五次流产手术，可能终生不孕……

相差 10 岁的早恋

小玲来自湖南，从小就学习芭蕾舞，现在是北京一家艺术院校的大三学生，在校表现不俗，专业课成绩排前三，还曾经得过北京市五区舞蹈比赛的冠军。本来铺在她面前的是一条康庄大道，但男友阿辉的出现，改变了小玲的生活轨迹。

2013 年，14 岁的小玲刚来北京上学不久，活泼开朗的她乐于结识不同的朋友。初见阿辉，小玲并没有太多的想法，后来阿辉不断约小玲出去玩，很快俘获了小玲的芳心，两人开始了一段年龄相差 10 岁的恋爱。

阿辉老家在江西九江，当时他在北京做生意。两人确定恋爱关系时，小玲14岁，阿辉24岁，两人相恋遭到了小玲父母的反对。"妈妈叫我不要跟他在一起，说我迟早会吃亏"，小玲回忆起父母当初的劝告，感到后悔莫及。

5次怀孕4次堕胎

小玲称，和阿辉确定关系后，就天天与阿辉待在一起，经常出入宾馆。一开始，小玲住校，为了见阿辉一面，她不惜爬墙出走。后来两人干脆住进了出租屋。与阿辉交往半年后，年仅14岁的小玲发现自己怀孕了。

作为未婚且未成年妈妈，小玲并没有感受到新生命带来的喜悦，而是恐惧。经过与阿辉的商谈后，两人决定不要这个孩子。"我还在上学，不敢告诉父母"。于是小玲独自找到一家医院，伪造了自己的年龄后，进行了人工流产手术。

但好了伤疤忘了痛。此后两人没做好安全措施，小玲一而再，再而三地又怀孕了。从2013年年初到2015年2月，小玲先后5次怀孕，做了4次流产手术。小玲上次手术是在2014年12月底，没想到转年2月又怀孕了。现在，小玲第5次怀孕已7周。**"**

......

这个16岁少女这么无知无畏，如此糟蹋自己的身体对她意味着什么？

性无知酿成少女"人流季"

2004年9月28日凌晨，浙江某美丽小城一所中专学校女生宿舍的卫生间里，16岁女生史南燕（化名）生下一个男婴，因害怕被人发现，她残忍地将孩子杀害。2005年1月24日，法院以故意杀人罪判处史南燕有期徒刑3年、缓刑4年。

"" 也许，与看言情书过多有关，自初二下学期，史南燕不可救药地喜欢上了

< 056　　　　　　　　　　　　　　　　　过早性行为对女孩伤害巨大　057 >

本班的帅哥李加（化名）。2003年10月，这对刚过16岁的少男少女偷吃了"禁果"，并一发不可收拾。2004年春节，放寒假在家的史南燕发现自己月经没来，却不清楚怎么回事。她事后说："虽说是初三学生了，但我那时根本不懂什么叫怀孕，从来没有听说过。"

一眨眼到了5月份，史南燕惊恐地发现自己的肚子正逐渐隆起。她找到李加告诉他自己怀孕的事。"什么？怎么会？！"李加一听几乎不敢相信自己的耳朵，一时变得六神无主。

史南燕看了有关的书，认为胎儿已经五个多月，不能流产，只能做引产手术。可是，引产手术要住院几日，她又怕被老师和父母发现，不知该怎么回答。于是，她准备等到暑假再去引产。经过几个月的煎熬，终于到了暑假。史南燕偷偷到医院检查，医生说这么大的胎儿不能打了，预产期在10月初。此时，史南燕又寄希望于国庆节放假时悄悄生下孩子，她却不知生孩子的日子身不由己，除非剖腹产。

史南燕的家里和学校对她怀孕的事情始终浑然不知。升入中专的史南燕已经接近预产期，她照样参加了军训。为了不被人发现异常，这位大肚子少女孕妇与同学们一样摸爬滚打、擒拿格斗，并且从不偷懒，更不请假。回到家里，父母唯一发现的是女儿的脚肿得厉害，强迫送去医院检查。谁知，医生只是简单地按了按浮肿的脚，便说是肾脏毛病，有积水，配些药服用就会好起来的。

就这样一拖再拖，一误再误，直到9月28日凌晨孩子出生。当婴儿发出第一声响亮的啼哭，初为人母的她没有感到丝毫喜悦，却像触电一样惊慌失措，唯恐睡梦中的同学知道她生了孩子。史南燕事后说："孩子啼哭时，我心里紧张万分，因为我生孩子时肚子再疼痛，我都始终忍着不敢发出声音。现在他一哭，寝室里的同学都会知道了。当时我不假思索，一狠心将握在手中准备剪脐带的剪刀，朝婴儿的肚子上戳了两下，又在他的胸口戳了几下，还朝他的颈部划了一刀。听到婴儿还在啼哭的时候，又用手捂住了他的嘴巴。"

刹那间，一个少女变成了杀人犯，而她的直接动机仅仅是怕被人发现自己做了母亲，以至于巨大的罪恶感都顾不上了。**"**

法院在审理史南燕一案时发现，被告人史南燕有自身无知的过错，学校在传授生理卫生知识方面也未引起足够的重视。史南燕就读的乡镇初级中学，只有在自然课里才涉及很少的生理卫生知识，而她的父母也从未对其进行过性的教育。

这是个较为极端的个案，更多的怀孕少女不会把孩子生下来，而是选择去做人工流产。

2010年暑假开学后，"人流季"一词就成了许多媒体关注的焦点。所谓"人流季"，是指暑假结束后出现的人工流产高峰，其中有不少是大学生、高中生，甚至初中生。每年暑假和寒假，是青少年性行为的高发期，因此暑假和寒假结束之时，往往也成为少女人流的高峰期。

有些女孩因性放纵怀孕后，不敢去大医院做流产手术，只好偷偷去小门诊部做手术。这些面临大考的女生不敢休假，有的连体育课也不敢请假，刚刚做完手术就去跑上千米，直到昏倒后被送进医院检查，发现腹部一片阴影！有的女孩子至今遇到阴雨天时关节都会疼，难以预料今后会怎样。

关于中学生的性行为，我（孙云晓）与合作者在进行《藏在书包里的玫瑰——校园性问题访谈实录（全本）》的性行为访谈研究时，就发现了以下5个事实：

1. 半数以上是师生公认的好学生；

2. 三分之一来自重点中学甚至是名声显赫的学校；

3. 他们初次性交时100%不用安全套；

4. 他们有过性交经历的事实，其父母与教师100%不知道；

5. 他们对学校与家庭的性教育100%不满意。

过早发生性行为的少男少女已不是个例，这正在成为一个较为严重的现象。少女性行为与少女怀孕往往相伴而生，过早发生性行为而没有恰当的防护措施，

< 058   过早性行为对女孩伤害巨大   059 >

怀孕自然成为高概率事件。

一些少男少女们对性的无知与无畏，是每一位父母、每一位教育者必须正视的事实。

让人不安的数据

2013 年，国家人口计生委科学技术研究所发布的一组数据显示：中国每年人工流产多达 1300 万人次。这个数字还不包括药物流产和在未注册私人诊所做的人工流产数字。

广州市妇女儿童医疗中心统计数据显示：2013 年 1 月至 7 月，该院病人的重复人工流产（两次及以上人工流产）率为 46.62%，短短半年时间内再次人工流产率近 2%。北京大学社会调查研究中心联合百合网婚恋研究院发布的《2015 年中国人婚恋状况调查报告》表明：

66 "90 后"第一次性行为的时间发生较早，平均是 19.78 岁，"95 后"更早，平均在 17.71 岁。

超过一半的人（51.09%）在 18 岁之前（含 18 岁）发生了人生中的初恋。1980-1985 年代的人，第一次恋爱的年龄平均为 18.54 岁，"90 后"为 15.18 岁，"95后"为 12.67 岁。

这个调查覆盖 34 个省、自治区、直辖市，有效样本近 8 万份，数据比较有权威性。

不同年代人群的第一次性行为采取避孕措施的比例与年龄呈现负相关，"70前"人群避孕意识较低，仅 20% 的人采用避孕措施，"85 后""90 后"在 40% 左右，"95 后"有所下降，只有 35% 的人采取避孕措施。 99

2010 年，中国人民大学社会学研究所的潘绥铭教授等人对全国 14-17 岁青少年的性行为状况的调查显示[1]：

1. 已经有过恋人的少男比例是 48.7%，少女是 72.5%；

2. 已经接吻过的少男比例为 37.9%，少女为 20.0%；

3. 已经有过性爱抚的少男比例是 26.3%，少女是 17.1%；

4. 已经有过性交的少男比例为 12.6% ～ 15.4%，少女则为 8.3% ～ 11.9%。

①黄盈盈等：中国少男少女的爱与性——基于 2010 年 14-17 岁全国总人口的随机抽样调查，《中国青年研究》，2012 年第 7 期。

②黄盈盈等：中国少男少女的爱与性——基于 2010 年 14-17 岁全国总人口的随机抽样调查，《中国青年研究》，2012 年第 7 期。

性教育严重缺失

公平地讲，今天中国的性教育已经有了很大的进步，但跟实际的需要相比，还有非常大的差距，在许多地方，在许多情况下，性教育仍处于缺失状态。

潘绥铭教授等人在对全国 14-17 岁青少年的性行为状况的调查中发现[2]：

少女中，只有 5.1% 接受过学校有关避孕知识的讲授，6.7% 从父母家人那里听到过，而 8.8% 根本不知道什么是怀孕。

少男中，只有 6.0% 接受过学校有关避孕的知识讲授，2.7% 从父母家人那里听到过，11.2% 不知道什么是怀孕。

问卷中有这样一个问题："有人说，男人和女人如果只是过一次性生活，那么女人怀孕的可能性就很小。您觉得这样说，对吗？"对这个问题，回答正确的少男为 25.7%，少女为 18.5%，连 1/5 都不到。

家庭性教育缺失

客观地讲，在中国当代的许多家庭，性教育是若有若无的。许

< 060　　　　　　　　　　　　　　　　　　　过早性行为对女孩伤害巨大　　061 >

多父母谈性色变，把性看作丑陋的事情，要么用粗暴的手段压制孩子对性的疑问，要么以沉默、打岔等方式来回避，还有的父母用自认为的"善意谎言"来欺骗孩子。

很多父母想让孩子生活在无"性"的真空中，但实际上，今天的孩子已从电视、网络、同学等多种途径中获得了异常丰富的性信息，其中有许多是对未成年人极其有害的不良信息。

学校性教育不容乐观

性教育，往往成为学校教育的"盲点"和"鸡肋"。学校性教育的缺失，有多个方面的表现。

第一，师资缺乏。许多学校没有专门从事性教育的师资力量，往往让教生物学的教师来教授性教育课，有些学校干脆让校医院的医生来担任，许多情况下都是外行"捉刀"。殊不知，性教育是一个涉及专业较多较广的领域，需要具有生理学、心理学、教育学、美学、伦理学和法学等多方面知识的专门人才。

第二，教材缺乏。许多学校苦于缺少专门用于性教育的教材，只好用"生理卫生"等教材凑合使用。

第三，缺少课时。限于应试教育的巨大压力，关于性教育的课时往往被最大限度地压缩，一般只有几次讲座或很少的课时。没有充分的课时保证，性教育课程就成为知识的灌输，重形式不重效果。

第四，性教育进行得太晚，成为"事后诸葛亮""马后炮"。现在的青少年生理早熟、性早熟，许多女生在小学五六年级就已月经初潮，而许多学校的性教育到了初二、初三才羞答答地"登台露面"，还"犹抱琵琶半遮面"。

性教育并不会导致青少年性行为的增加

联合国教科文组织在 2008 年进行了一个有关性教育的文献回顾,该回顾包括 87 篇文章(见表 2),其中发展中国家 29 篇,美国 47 篇,另外 11 篇来自其他发达国家。从表 2 的数字中我们不难看出,性教育是积极成效的:推迟了第一次性行为的时间,减少了性行为的频率、性伴侣的数量和危险性行为,促进了安全套和避孕措施的使用。

表 2 性教育对性行为的影响

	发展中国家(29 篇)	美国(47篇)	其他发达国家(11 篇)	所有国家(87 篇)	
第一次性行为时间					
第一次时间推迟	6	15	2	23	38%
没有明显的影响	16	17	7	37	62%
第一次时间提前	0	0	0	0	0%
性行为频率					
频率减少	4	6	0	10	31%
没有明显的影响	5	15	1	21	66%
频率增加	0	0	1	1	3%
性伴侣数量					
数量减少	5	11	0	16	44%
没有明显的影响	8	12	0	20	56%
数量增加	0	0	0	0	0%

< 062   过早性行为对女孩伤害巨大   063 >

（续表）

	发展中国家（29篇）	美国（47篇）	其他发达国家（11篇）	所有国家（87篇）	
安全套的使用					
使用量增加	7	14	2	23	40%
没有明显的影响	14	17	4	35	60%
使用量减少	0	0	0	0	0%
避孕措施的使用					
使用量增加	1	4	1	6	40%
没有明显的影响	3	4	1	8	53%
使用量减少	0	1	0	1	7%
危险性行为					
减少	1	15	0	16	53%
没有明显的影响	3	9	1	13	43%
增加	1	0	0	1	3%

青春期提前带来的挑战

今天的女孩，与她们的母亲一辈相比，青春期已明显提前了。

在有关中国城市中学生性意识与性行为的比较研究报告中，研究人员选取了北京、上海、广州、武汉、沈阳五城市3000多名学生为调查样本，结果发现10年间，少男、少女的手淫平均年龄分别提前了1.85岁和3.59岁。中华儿科学会对中国九个省会城市4万余名中小学生的专项调查显示[①]：中国女孩的青春期发育年龄平均为9.2岁，比30年前提前了3.3岁。

① 我国女孩青春期提前3.3岁发育太早对孩子不利，《健康博览》，2009年第6期。

女孩的青春期本来就比男孩早 1 ～ 2 年，青春期的提前，必然使她们更早地面对性的好奇与性的压力。

在青春期提前的同时，当代女孩的心理成熟期却在不断推迟。心理成熟包括的方面很多，比如，认知成熟、情绪成熟、独立承担责任等。成熟心理既是一种理智，也是一种控制能力。人的一些本能欲求（如性本能）应该受到成熟心理的调节和控制。那些过早发生性行为的少女，其心理成熟程度往往较低。

过早性行为的健康代价

采访首都师范大学性健康教育中心主任张玫玫副教授时，她告诉我们，过早性行为对女孩危害很大。她认为，在青少年时期，女孩生殖系统虽然正在快速发育，但是整个器官壁的组织结构还比较稚嫩，过早的性行为很容易使女孩生殖器出现裂伤，进而发生创口感染。资料显示：越早发生性行为的女孩，其生殖系统出现恶性疾病的几率就越高。

怀孕

少女发生早期性行为的最大危害就是怀孕。月经初潮以后，青春期少女开始周期性的排卵，这意味着怀孕的可能。而少女自身还没有能力和条件去生产并抚育一个孩子，所以绝大部分情况下，她们会选择流产。

人工流产

人工流产，不管是无痛流产还是其他方式，即使是采用最先进的技术方法、找最可信赖的医院和医生，都可能对女性身体造成伤害。人工流产会对女性的生殖道表面造成创伤，会损伤子宫颈管和子宫内膜，精子就不能通过子宫颈管进入宫腔，使受精卵不能着床和发育。而如果过度刮宫，容易将子宫内膜基底层吸净或刮掉，使子宫内膜不能再生，造成长期闭经，受精卵就可能因为没有合适的着床之处而无法着床。

< 064 　　　　　　　　　　　　　　　　　　　　　　　　　过早性行为对女孩伤害巨大　065 >

知
识
链
接

人工流产的危害

人工流产的危害可总结为术时并发症、短期并发症、长期并发症和再次妊娠时的并发症。

术时并发症：主要指手术时容易出现的症状，术时子宫出血超过200毫升，有可能引发"人流综合征"，受术者出现心动过缓、心律失常、血压下降、面色苍白、大汗淋漓等一系列症状，严重者甚至发生昏厥和抽搐。

短期并发症：主要指术后两周内容易出现的症状，主要有宫颈或阴道撕裂、败血症、出血、子宫穿孔、破伤风、盆腔感染等。

长期并发症（持续一个月以上）：主要是再次怀孕后容易产生自发流产和异位妊娠，以及由于盆腔炎症所致的继发性不孕。

再次妊娠时的并发症：主要是指出现不孕症、晚期流产率偏高、早产率偏高、围产期死亡率偏高、产前或产后出血率增加、新生儿溶血症增加等症状。

人工流产对青春期少女的危害更大

这首先是因为青春期少女的生殖系统尚未发育成熟，其卵巢、子宫的体积远低于成年人的水平，生殖道还比较娇嫩，自身防御机能较差，她们在生理上还未对怀孕做好准备。而且一般情况下，人工流产手术完成后，病人需要至少两周的恢复时间，这期间不能从事高强度的劳动，不能进行剧烈的体育运动，而许多怀孕的少女通常都是瞒着家人去做手术，术后几乎没有休息的时间，更得不到应有的照顾，因此人工流产的危害会被成倍放大。

许多年轻女孩对人工流产的危害缺乏认识，怀孕的少女可能还在上学，没有充裕的金钱和自由时间，一旦怀孕，在选择做人工流产时，她们往往不敢、也不愿意让父母和老师知道，只能偷偷摸摸地去做手术。因此面对人流手术，她们关心的只是"少花钱"和"省事"。

同时，为了节约费用和图方便，一些怀孕少女通常不会选择正规的、有资质的大医院，因此可能落入一些黑诊所和无良诊所的陷阱。这些诊所打着收费低廉、快速高效、无痛的虚假广告，如"手术只需几分钟，对身体无伤害，手术之后不用休息""像睡一觉一样""像一个梦一样醒来"，利用青少年经常使用的网络等方式，诱骗青春少女。

知
识
链
接

无良诊所的黑幕

多数的无良诊所抓住年轻女孩爱上网的特点，特别注重网络宣传，在各网站花重金铺天盖地做广告。他们抓住女孩怕痛、怕被人知道、要上学没有时间的特点，开展有针对性的欺骗性宣传，强调"无痛""快捷""保密"。

一旦怀孕的女孩拨打这些网络广告上的客服电话，她们也就慢慢掉进了这些无良诊所的陷阱。客服接待人员会告诉她们：这里费用很低，不用排队，非常方便，即来即做，手术无痛，像睡一觉一样轻松自然。

< 066 　　　　　　　　　　　　　　　过早性行为对女孩伤害巨大　067 >

　　但是等女孩们一来到这里，这些诊所就会像吸血鬼似的变着法子让女孩们做各种检查，而稀里糊涂做完检查的女孩往往被告知有妇科炎症，需要先治疗才可以进行流产手术。就这样，检查费、治疗费、手术费累加起来，远远超出最初被告知的费用。在正规医院三四百元就能完成的手术，这些诊所最后的开价可能高达三四千元。

　　更为可恶的是，这些无良诊所的手术操作极不规范，很容易给流产少女留下各种后遗症，轻者如感染发炎，重者可能导致终生不孕不育。

生殖健康

　　青春期少女可能已经月经初潮，但这并不意味性器官发育成熟。刚进入青春期的女孩，其卵巢重量一般只有成年人卵巢重量的 30%，子宫也远未达到成人子宫的水平。她们的生殖通道尚未发育成熟，外阴及阴道都很娇嫩，阴道短且表面组织薄弱，性交时容易造成处女膜的严重撕裂和阴道裂伤而引发大出血。

　　对未发育成熟的女孩来说，处女膜的保护作用仍然是重要的。这种黏膜可以有效阻挡病菌的侵入，对少女的身体有很重要的保护作用。少女时代，她的小阴唇和大阴唇都是闭合的，再加上处女膜，构成了三道抵御病菌侵害的保护屏障，所以，少女是很少有妇科疾病的。而一旦失去这些保护，加之青春期女孩的自身防御机能较差，很容易因为性行为而造成尿道、外阴部及阴道的感染，如不及时治疗，有可能会感染扩散，留下严重后果。

难以弥补的心灵创伤

　　不管是家庭、学校还是整个社会，都并不赞成少男少女们过早发生性行为。这种社会看法，注定会给过早发生性行为的女孩造成一定的心理压力，她们不敢让父母知道，也不敢让其他人发现任何蛛丝马迹。

过早发生性行为，容易让女孩变得自暴自弃，她们认为既然自己已经突破了贞操的防线，就对性抱着一种无所谓的态度，有些女孩甚至有可能破罐子破摔，认为自己反正这样了，而作践和糟蹋自己。

99%的早恋都以失败告终，即使有性的存在，走向婚姻的可能性也极低。分手以后的双方，都会感受到背叛的滋味，容易嫉恨对方。作为女孩，由于社会现实存在的贞操观的影响，她们更会感觉到男性的不负责任，从而对整个男性群体产生不良看法，最终影响她们未来的婚姻幸福。

怀孕及流产的精神创伤

由于没有采取恰当的避孕措施而怀孕的少女，将面临巨大的精神压力。她们不敢让其他人知道，而肚子中的胎儿正在一天天不断发育长大，整日的担惊受怕和深入内心的孤立无援，对她们来说是一种难以想象的煎熬。

她们首先面临一个选择：是生下这个孩子，还是人工流产？99%的情况下，她们会选择人工流产，作为一个女性——未来的母亲，她们会受到良心的谴责，因为腹中的胎儿毕竟是一条生命。同时，她们还有可能要面对医生和护士们异样的眼光。

在手术后，因为害怕被人知道，少女们也很少真正得到休息和调养。虽然在今天的中国，人们对性的态度发生了很大的变化，不再谈"性"色变，但人们仍往往会将性与一个人的道德品质紧密联系在一起。而且在性的要求上，社会对女性更为苛刻，过早发生性行为的女孩往往容易被扣上"坏女孩""作风不正"的帽子，她们要承受更大的社会压力。

未来的爱情、婚姻与"性"福

在写作《藏在书包里的玫瑰——校园性问题访谈实录（全本）》一书时，作者曾经采访过一个叫历历的女孩，她初一时正式交男朋友，高一时发生性行为。后来，她很后悔，后悔不应该在16岁时就发生性行为，更不应该这么随便就发生了。过早发生性行为对她的爱情观、婚姻观产生了很大的影响，她开

< 068   过早性行为对女孩伤害巨大   069 >

始怀疑爱情，人生观也随之破碎了，甚至有了为钱去做"鸡"也无所谓的想法。

在现实生活中，女孩们与第一次发生性行为的对象结婚的可能性微乎其微，而当代中国的男性当中，仍然有相当大一部分人有着"处女情结"。不管我们把"处女情结"看成是封建落后思想、男权主义，还是对女性的歧视，它都依然影响着女性的婚恋和婚后的幸福。过早发生性行为的女孩，在将来谈婚论嫁时，不可避免地要面对未来丈夫的疑问。结婚以后，这个问题有可能成为阴影，威胁夫妻关系和婚姻幸福。

一般而言，少女过早的性行为，往往是在一些不正常的心理氛围中，甚至偷偷摸摸的情况下进行的，男女双方通常都没有做好充分的生理和心理准备。在这种状态之下的性行为，质量往往较差，双方很难感受到性的美好。女孩紧张、焦虑和亢奋的情绪容易导致生理的伤害，如尿道感染，生殖道损伤等。同时，初次性爱的不和谐，极有可能导致女孩对性生活的厌恶，认为性是肮脏的、痛苦的，给以后的性生活留下阴影。

培养女孩好榜样：一位大连母亲

作为父母，如果有一天，您的宝贝女儿突然告诉您这样一个消息——"我怀孕了"，您会怎么办？我们相信大多数父母的第一反应是震惊和拒绝，不愿意相信这件事情发生在自己的女儿身上，甚至有些父母会因此批评、指责、辱骂、殴打自己的女儿，这样做的结果是什么？那就是：在女儿最需要父母的时候被父母拒绝了，女儿将受到严重的身心创伤。

下面是一位非凡的母亲的做法，她在女儿最无助、最需要帮助的时候坚定地给了女儿温暖的支持。

> 家住辽宁大连的张妈妈有一个正在上高二的女儿。一天，女儿突然跪倒在

张妈妈面前，号啕大哭，说自己错了，对不起妈妈。张妈妈一下子被哭蒙了，一盘问，才知道女儿怀孕了。

张妈妈听完，当时就差点晕过去了，这么老实巴交的孩子竟然说自己怀孕了。难受归难受，张妈妈马上意识到：这个时候要是自己倒下来，女儿怎么办？于是，张妈妈立即努力控制自己的情绪，镇静下来，告诉女儿不要害怕，一定会有办法解决。

随后，张妈妈陪女儿来到医院，以自己的名字挂了号，让女儿去做妇科检查，检查发现女儿果然怀孕了，医生建议马上做人工流产。张妈妈征求女儿的意见，女儿立即表示愿意马上做。

于是，张妈妈就给学校老师打电话说女儿得了急性阑尾炎，要动手术，为女儿请了20天假。张妈妈自己也请了20天假在家里精心照顾女儿，一句责备的话都没有。

女儿感动得热泪盈眶，内心非常愧疚自责，她将这件事的原委一五一十地都告诉了张妈妈。

张妈妈认真听完后，和女儿谈了很多，包括什么是性、爱情，以及生活。女儿也向张妈妈吐露心声，并向张妈妈保证，一定要让张妈妈看到一个让自己骄傲的女儿。很快，女儿就康复了。回学校后，女儿严格要求自己，勤奋学习，最后考上了北京一所著名的大学，大学还没毕业就收到三所美国大学的研究生录取通知书。🙾🙾

预防少女过早性行为：拯救女孩的 5 个建议

建议 1、给予充分的关爱

一两的事先预防胜过一吨的事后补救，对于父母来说，最好的预防是给予女孩充分的关爱。许多女孩过早的性行为，有可能是为了寻求一种亲密感。在父母那里得不到足够的温暖与关心，她就可能会到家庭之外去寻找。

对女孩来说，母亲和父亲的关爱是非常重要的。母爱就像一个安全的港湾，

< 070   过早性行为对女孩伤害巨大   071 >

让她有自由探索的动力，当她受到挫折和伤害时，母爱是她的避难所。而父爱能给女孩另一种温暖，父亲的欣赏会让女孩得到情感的满足，父亲给她树立了一个健康异性的榜样，让她知道如何做出明智的选择。

同时，充分的关爱还来自和谐的家庭关系。父母相敬相爱会创造良好的家庭氛围，沐浴在这种关爱氛围中的女孩，更容易自尊、自重、自爱、自我控制，不会轻率地做出有关性的决定。

建议 2、性教育以人格教育为核心

科学的性教育主要包括两部分内容，一是性道德教育，二是性知识教育，这两者应该有机地融合在一起。

父母要了解到：性教育绝非只是知识性的，更不仅仅是技术性的，它首先是一种现代的人生理念教育，一种现代的价值观教育，一种高尚的情感教育，其核心为人格教育。我们非常认同美国锡拉丘兹大学儿童和家庭教育教授索尔·戈登的观点：没有价值标准的性教育是没有价值的性教育。索尔·戈登在《我们的孩子需要从性教育中得到什么》一文中认为，对女孩的性教育至少应该包括以下几方面。

一、应该有自尊心，建立成熟的人际关系，对性行为负责。

二、为结婚和做父母做好准备，了解人与人之间的关系，加强对家庭生活的责任感。

三、理解爱情是人的性爱的基本组成部分，认识到"性"绝不是对爱情的考验。

四、准备为自己做出的决定负责，在性的领域中，也要依据一种普遍的价值标准，即不要伤害或剥夺他人，用他人的牺牲来满足个人的私欲是错误的。

五、了解和理解我们生活中的性，认识到我们生来就有性欲，而且持续不断地具有性的需要；了解性产生的广泛内容，认识到性不仅仅表现为异性间的性交，也不仅仅是生育。应当集中讲解情感交往和价值观在性中的体现。

建议3、认真回答女孩的性提问

在性知识教育方面，父母不能像鸵鸟一样回避问题，而要以科学的态度回答孩子的性提问。作为女孩的父母，尤其是母亲，从小就应该承担起女孩性知识启蒙者的角色。母亲应该循序渐进地、主动地帮助女孩了解与性有关的知识。

在性知识方面，父母会碰到孩子的各种疑问。如何回答孩子的疑问，下面一些做法值得父母尝试：

一、如实回答。当孩子向父母提问时，尽量如实回答，不要遮遮掩掩。如果孩子提出的问题是陌生的，父母也没有答案，父母一定不要紧张，只要告诉孩子自己不知道即可。

二、准备几本性知识的书。父母可以选择几本由专家编写的性教育读物，放在家里，供孩子翻阅。

建议4、教女孩学会自我保护

父母要想方设法教女孩学会如何自我保护。与性有关的自我保护有两层含义：一是保护自己免受性侵害或发生非自愿的性行为；二是在发生性行为时，要懂得使用避孕工具等以避免怀孕或感染各种性传播疾病。

在女儿很小时，父母就要明确告诉女孩有些部位（如私处）是不允许任何人去触碰的。

告诉女孩注意危险因素。如不要独自一个人走夜路，不要独自一个人跟陌生男性在一起。

要告诉女儿学会拒绝。当跟男朋友或要好的男生在一起时，一定要果断拒绝其性要求，要明确告诉他：如果爱她，就要学会等待，真爱是能经受得住等待的。

让女孩掌握如何使用避孕套的知识。在这一点上，许多父母往往不以为然，认为这有变相纵容孩子发生性行为的嫌疑。其实这是明智之举，孩子并不会因此而发生性行为，而当发生无法抗拒的性行为时，它能帮助孩子做到自我保护。

< 072 过早性行为对女孩伤害巨大 073 >

建议 5、如果发生了，应把伤害降到最低

少女发生过早性行为，大多数是因为年幼无知，对性的好奇与自然渴望，在青春期强大的性驱力驱使下，没有控制好自我，这往往无关道德。因此，父母不要用道德的视角去评价孩子的行为，也不宜用世俗的偏见去歧视她，更不能污辱或惩罚她。这样的做法是愚蠢的，不但于事无补，反而是对女孩的二次伤害。

发生性行为，甚至怀孕以后，大多数女孩的反应是懊悔的、自责的，99%的女孩不希望父母知道。如果女孩选择让父母知道，通常是因为她信任父母，并需要获得父母的支持和帮助。

作为女孩的父母，一定要认识到：当一个女孩过早发生性行为时，父母可能是她最后的依靠，父母要给予孩子坚定的支持。父母的理解和帮助，是她们战胜困难的勇气与力量之源。

发现女孩之四：生理早熟的女孩

总体而言，女孩的生理发展要早于男孩，比如，女孩进入青春期的时间要比男孩早 1 ～ 2 年。

一、身体与动作早熟

①苏珊·吉尔伯特：《男孩随爸，女孩随妈》，中信出版社，辽宁教育出版社，2003 年。

②Kraemer S, The Fragile Male, British Medical Journal, 2000.

在出生以前，女孩在生理上就比男孩更成熟[1]。在母亲怀孕中期，女孩的骨骼发育比男孩提前 3 周。出生时，女孩的骨骼发育比男孩提前 4 ～ 6 周，而且这一差距会随着年龄的增长而增加，到青春期之前，女孩的骨骼发育比男孩早 2 年之多。

儿童和青少年精神病专家塞巴斯蒂安·克雷默指出[2]：女婴出生后的发育速度比男婴要快得多，一名刚出生的女婴的身体机能和一名出生 6 个星期的男婴不相上下。

在动作发展上，女孩早于男孩。在 7 个月大时，女孩在使用勺子、用笔画线条等精细运动技能上走在男孩前面，这种差异要持续许多年。在小学阶段，通常女孩写的字更漂亮，女孩动作的灵巧性比男孩强得多。

二、大脑和神经系统早熟

女孩动作发展之所以领先于男孩，原因之一就是控制动作发展的大脑和神经系统发育领先于男孩。

在儿童青少年时期，女孩的大脑发育总体上领先于男孩。2006 年，美国心理卫生研究所的 15 名神经系统科学专家组成的一个专家小组发表了一个研究报告，该报告详细记录了大约 2000 个 4 ～ 22 岁孩子的大脑发育状况：

研究人员发现，男孩和女孩的大脑中，很多区域的发育顺序和速度都不相同。大脑的不同区域，例如大脑顶灰质——控制从各种感官处得来的集成信息，男孩和女孩的发育轨迹是相似的，但女孩的发育速度大约比男孩快两年；另一些区域，例如大脑颞灰质——控制人类的空间知觉和目标识别能力，男孩、女孩的发育轨迹类似，但男孩的发育速度比女孩要稍微快一些；还有一些区域，例如控制视觉皮质的大脑枕灰质，男孩、女孩的发育轨迹明显不同，没有任何重叠，女孩在 6~10 岁时，这个区域迅速发育，而男孩却不是。14 岁之后，女孩大脑的这个区域逐渐变小（引者注：脑区缩小意味着发育成熟），脑组织数量逐渐减少，而这时候男孩子大脑的这部分区域却快速发育。

当然，还有研究发现，5 岁男孩的大脑语言区域的发育水平只能达到 3 岁半女孩的水平。

在出生时，女孩的大脑就比男孩更成熟。美国的相关研究小组也发现，与女孩相比，男孩的大脑要花更长的时间才能够走向成熟。

学会上厕所是幼儿大脑成熟的标志之一。研究表明，30％的女孩和只有 15％的男孩在 2 岁半时学会上厕所，70％的女孩和只有稍微超过一半的男孩在 3 岁时学会上厕所。

女孩的神经系统整体比男孩成熟得早一些，所以受神经系统支配的手眼协调动作更灵活、更准确，平衡性也更好。

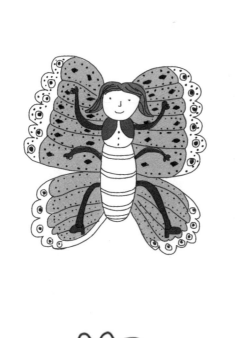
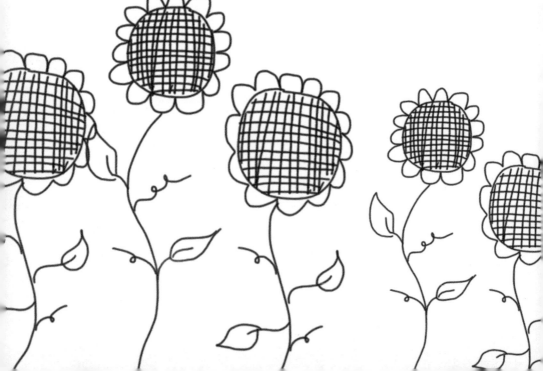

CHAPTER 5

过高学业压力危害少女生殖健康

青春期女孩身体内发生着十分复杂的变化，无知和忽视所造成的伤害可能酿成难以挽回的悲剧。

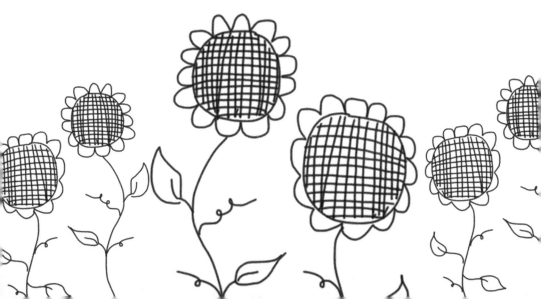

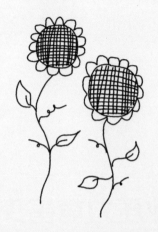

关注女孩的生殖健康：拯救女孩的 5 个建议

建议 1、告诉女孩月经方面的知识

建议 2、鼓励女孩记录月经周期

建议 3、保证女孩更多的睡眠时间

建议 4、培养女孩坚持锻炼的习惯

建议 5、督促女孩健康饮食

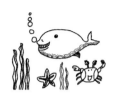

高中女生"闭经"令人扼腕

2010 年的高考结束后,《扬子晚报》的一篇报道引起了很多人的关注和担忧,三名女生在高考结束时被发现已经"闭经",医生认为这与过高的学业压力有关。

> 报道称,刚被一所重点大学录取的 18 岁女生小松(化名),利用暑假到医院检查身体,竟被查出闭经了。初中时小松就有月经不调的症状,几个月甚至半年才来一次月经,但是医生和家人都以为她年龄尚小,月经不正常很正常。进入高中,由于学业紧张,小松一门心思扑在学业上,对月经不调没有理会。而事实上,整个高中三年,她只偶尔来过一两次月经!直到高考结束,"月经"这件事才排上小松的日程表,医院的检查结果令小松及其父母追悔莫及,小松已经闭经,并且她的子宫已萎缩,也就是卵巢功能衰竭。

专家指出,一般正常的女性在 48 岁左右出现卵巢功能衰退,卵巢早衰通常指女性在 40 岁以前发生卵巢功能衰退,医学上又称为过早绝经。在门诊中,卵巢早衰在 20 多岁的育龄期妇女中多见,但在青春期女性中非常罕见。

小松的主治医生介绍,小松已是她治疗的第三位相同症状的高中女生。三名女生都是学习刻苦努力的好学生,从小学到中学,她们经常熬夜到深夜十一二点,有时甚至深夜一两点还做作业,而第二天早晨五六点,她们又早早地起身晨读、背书。这样过度劳累对女孩子的身体伤害非常大,因为夜晚深睡眠期间是身体各种激

素分泌的高峰期，睡眠不足会严重干扰内分泌功能，影响青春期的发育。🗨🗨

南京市妇幼保健院的专家介绍，在医学上有一种特定的疾病——"青春期闭经"，目前发病的原因还没有明确，但从临床上看，与学业压力过大有一定的关系。

月经紊乱除了因为女性发育不完善以外，还可能与一些功能性的疾病有关，这应该引起父母的足够重视，以防孩子错过治疗时机。专家指出，长时间月经失调对女性健康有一定的危害：长期闭经可能导致不孕。长期闭经会造成卵巢的结构功能退化，而这个过程往往是不可逆的。对于那些尚未做妈妈的女性来说，如果卵巢停止生产卵子，将导致其不孕。

三个女孩的经历令人痛心，如果及早发现并引起重视，或许完全可以避免。但可悲的是，父母和老师们往往把全部的精力放在孩子的学习上，很少考虑孩子身体发育的需要。青春期女孩身体内发生着十分复杂的变化，无知和忽视所造成的伤害可能酿成难以挽回的悲剧。

少女痛经：一个更为普遍的现象

🗨🗨 舒畅是一个勤奋又聪慧的女生，从小学到初中，她的成绩总是名列前茅。但是，有一段时间，她月考的成绩却很不理想，这让她感到异常苦恼，父母也很不理解。又一次失败的考试过后，在母亲的耐心抚慰下，神情黯然的舒畅终于说出了她的苦衷。

原来，学校每次月考的日子总是和她的月经期碰在一起。更糟糕的是，每次月经来的时候，她都会有一两天下腹剧烈疼痛，折磨得她疲惫不堪、精神恍惚，根本无法专心考试。刚步入青春期的少女不知道该如何向别人询问这方面的问题，甚至连对自己的母亲也觉得难以开口，只好一个人默默忍受。🗨🗨

< 080　　　　　　　　　　　　　　　过高学业压力危害少女生殖健康　　081 >

舒畅所经历的情形在医学上称作"痛经"。在妇科医生眼中，痛经是最常碰见的问题之一，月经初潮不久的少女、未婚未育的年轻女性是痛经的多发群体。

痛经的发生率

由于统计的年龄组差异、每个人对疼痛的感觉不同，缺乏客观的测量疼痛程度的方法，各种研究所统计出的痛经发生率不尽一致。

1980 年全国女性月经生理常数协作组报道，女性痛经的发生率为 33.19%。

2000 年全国妇女月经生理常数协作组报道，女性痛经的发生率为 56.06%。

对某校女高中生的调查表明，痛经发生率为 58.09%，其中轻度占 48.10%，中度占 47.34%，重度占 4.56%。

痛经的影响

据媒体报道，每年高考，都会出现女生因为严重痛经影响考试的情况。大多数女性都会在一生中的某段时间体验到痛经。有的女性在月经来临前一两天就开始痛经，有的在月经来的当天开始，还有的在月经的第二天才发生。一般来说，痛经会持续两到三天，但也有只持续一天或几个小时，或者整个月经期间都在持续的情况出现。大多数女性在痛经时，只感到下腹稍微不舒服，不影响正常的活动。但也有不少女性会出现痛得无法忍受而无法起床的情况。除了下腹疼痛之外，痛经的女性有时还会伴有全身虚弱、食欲不振、恶心、呕吐、出汗、昏厥和头疼等症状，很多女孩甚至因此无法上学。

今天的成年女性比以往的女性面临更多的妇科问题，各种妇科疾病的发病率明显上升，这与少女时期的生理发育恐怕不无关系。家庭、学校对少女的生理卫生和保健教育重视不够，甚至完全缺失。父母和老师对少女生殖健康问题有时也难以启齿。少女时期本身是女性一生中疾病低发的一段时期，因此，她们的健康问题常常被忽略。

痛经的原因

造成痛经的原因有很多。一些学者强调心理因素是造成痛经的主要原因之一。面对痛经的女孩，有时可以从下面这些问题中找出线索：

她了解月经的意义吗？是否将月经视为一种病，一种不愉快的经验，认为月经是不洁的、可怜的，甚至是可怕的？

她是否从其他痛经女性（如母亲）那里听说过痛经的痛苦？

她的家庭中人际关系如何？是否父母的婚姻生活不愉快，是否她要以痛经为工具，获得父母更多的关爱？

她在学校功课如何？经常运动吗？是否要以痛经为借口逃避上课或考试？

她的精神状态怎么样？是否在承受着很大的压力？

很多人认为，疼痛及痛经中的许多不适都是非常主观的。每个人对疼痛的耐受力不尽相同。如果患有贫血，女性对疼痛的耐受力会减低许多，工作、学习劳累过度或运动过度时也会造成类似的情况。但是原发性痛经并不仅仅是心理因素在作怪。

月经期间，子宫内膜剥落时，身体会分泌一种被称为前列腺素的化学物质（前列腺素会造成子宫肌肉收缩，帮助子宫内膜剥落），有些女性的前列腺素分泌过多，子宫会强烈收缩，因此造成痛经。

月经开始后一段时间内，经血里常混有大血块。未分娩过的年轻女性子宫颈管坚硬、狭窄，在血块通过时可能会感到格外疼痛。

大片的子宫内膜脱落，堵住经血的出路，也会导致痛经。

< 082　　　　　　　　　　　　　过高学业压力危害少女生殖健康　083 >

超负荷的学业负担影响内分泌

　　长期的巨大学业压力及其所导致的精神紧张，必然会影响到少女的内分泌功能。中国青少年研究中心 2009 年对 1800 多名高中生的调查表明，女生每天做作业和额外学习的时间都多于男生，47.4％的高中女生每天做作业的时间在两小时以上，35.1％的女生除了学校上课、做作业外，每天还要额外学习两小时以上，比例均高于男生；67.3％的女生"非常想提高成绩，也愿为之拼命努力"，这一比例多于男生，而男生"想提高成绩，但不想太辛苦"的比例多于女生。

　　神经生物学的研究发现，女性的大脑在处理压力时有自己特殊的方式。当女孩处在持续的压力情况下，她们大脑中的皮质醇含量会升高，这是一种在压力情况下产生的保护性激素。当皮质醇含量上升时，大脑其他区域和其他激素的活性则会下降或失去活性。这种激素对女孩和男孩大脑的影响有不同之处。压抑状态下的女孩大脑有更多皮质醇，并且大脑其他区域如海马的活动会出现异常，同时大脑中会出现更多的促肾上腺皮质激素释放因子，这是一种使人感到压抑的化学物质，使女孩变得沉默、孤僻，不愿意和人打交道。

对月经的无知与避讳

　　月经是女性正常和自然的生命现象，却一直都被千方百计地掩藏。体育课上一脸尴尬、支支吾吾地向老师请假，书包里的卫生巾要小心隐藏以免被嘲笑，这些习以为常的做法，显示出我们对女性的生理是多么不尊重。长期以来，月经始终是一个禁忌话题，似乎这是不干净的、不纯洁的、病态的，而且与性紧密相连，应该被掩盖和隐藏起来，这些悄悄流传的观念让女孩子不知道该如何对待月经。

有的女孩对月经小心翼翼，担心自己的"不干净"可能会被别人注意到；有些女孩对月经心怀恐惧，把月经看成受苦、倒霉，把它与剧烈疼痛和糟糕的情绪联系在一起；有些女孩则大大咧咧，对月经视而不见，仿佛可以忽略月经。

月经是女孩青春期最明显的身体变化之一。对月经的无知和歧视态度，对女孩身体和心理发育的危害是不言而喻的。

如果女孩子不了解自己身体的运转，不能接受身体的变化，她不仅无法给身体应有的照顾，还会在心理上严重伤害自己。令人忧虑的是，有太多的女孩对自己的身体一无所知，或者受到错误观念的误导，父母和学校也不注重女孩的生理保健，任由其受到许多不良因素的伤害。

知
识
链
接

月经周期是一个复杂精密的系统变化过程

每个月经周期内，女孩的身体里面发生的变化是十分复杂的。简单地说，月经周期是由这样一个"轴线"相互控制形成的：大脑—脑垂体—卵巢—子宫内膜。大脑收集身体状况与周围环境信息，经过下丘脑整合后发出指令释放促性腺激素释放素（GnRH），调节卵巢功能，使其排卵并且分泌雌激素与黄体酮。每个年轻女孩的卵巢中都储存着数以千计尚未完全成熟的卵子，每一个月，在这些激素的作用下，会有一个卵子在卵巢中完全成熟。同时，子宫内膜开始逐渐增厚，生长出新的血管和海绵体，为卵子受精，胚胎在子

< 084　　　　　　　　　　　　　　过高学业压力危害少女生殖健康　　085 >

官内安家做好准备。

如果卵子没有受精，那么它就不再需要子宫里厚厚的内膜。这些信息被反馈给下丘脑和脑垂体，调节激素的分泌量，导致子宫开始去除这些内膜。成片的充满血液的内膜从子宫壁上滑落下来，从阴道口流出，形成月经。

在月经期间流出的经血量因人而异，通常每次月经总量在 50 ~ 80 毫升。经血并不是纯粹的血，里面混杂着一些脱落的子宫内膜、子宫颈黏液及阴道分泌物的混杂液体。

经血慢慢地流出体外，可能需要 3 ~ 7 天的时间。一旦流血停止，子宫就开始生长新的内膜，为下一个成熟的卵子做准备。

刚开始来月经的女孩，她们的月经周期可能并不规律，这是正常现象。很少有女孩会年复一年地重复 28 天的月经周期，可能这个月是 29 天，下个月也许是 30 天。

伴随着月经周期内激素水平的变化，女性的生理和心理也呈现出周期性的改变。帮助女孩了解自己的身体，感受身体节奏的变化，学会解释自己的身体和身体变化，她才能够给予自己恰当的照顾，并对自己的身体感到满意，月经和激素变化给她所带来的问题也就越少。

睡眠不足，运动不够

在青春期，不仅女孩的骨骼在加速生长，她们的生殖器官也会经历一个加速生长阶段。阴道在长度上几乎增加两倍，卵巢和输卵管也在增大，子宫连同宫颈也在生长。随着子宫的生长，子宫的形状和位置也在发生改变。这些改变因为非常隐蔽，所以很少引人注意。

生殖器官的发育主要是在激素的推动下完成的。青春期始于大脑内的脑垂体，它分泌的促性腺激素，促使卵巢发育长大、卵泡成熟，产生雌激素。女孩身体的许多变化，包括乳房、子宫、阴部、臀部的发育及臀部脂肪组织的增多等都是雌激素作用的结果。许多妇科疾病的产生都与内分泌失调有关。对于女孩来说，如果体内的激素分泌异常，就会影响子宫、卵巢等器官的发育，甚至影响将来的生育功能。

如前所述，脑垂体分泌激素的活动受到神经系统的调节，神经系统收集身体内外的信息（如身体的健康状况和环境压力等），经由下丘脑传递特定的信号给脑垂体，从而指挥脑垂体分泌促性腺激素。因此，营养、情绪、睡眠、环境、运动锻炼等均会影响这一复杂的内分泌系统，进而影响到女孩的生殖健康状况。

睡眠

睡眠当然会影响女孩的生殖健康。人的睡眠主要有两种不同的类型：快速眼动睡眠和非快速眼动睡眠。在一个正常的睡眠周期中，这两种睡眠交替出现。在快速眼动睡眠中，大脑相当活跃，伴随有大量的脑电活动。在非快速眼动睡眠中，大脑很安静，但许多重要的身体功能正在进行之中，比如身体在释放生长激素、促性腺激素，卵巢也在释放雌激素。因此，如果睡眠不足，就会干扰内分泌功能，阻碍女孩生殖系统的健康发育。

运动

运动锻炼对少女的生殖健康非常重要。在校女生如果不注意锻炼，常常久坐不动，很容易导致血液循环变差，经血运行不畅，从而引发月经不调和痛经。现实让人忧虑：今天的孩子们坐着不动的时间更长了，运动的时间更少了。大多数孩子的闲暇时间，不是坐在电视机前，就是坐在电脑前，交友、娱乐、购物也可以在网上完成。在学校里，成绩和升学往往被视为第一要务，体育课和课间活动被大大压缩。青少年每天至少应该从事60分钟中度到强度的体育活动，但达到这一标准的学生比例很低。女生缺乏体育锻炼的情况更为严重，一项对学龄儿童的国际调查表明，几乎在所有的国家和所有年龄段中，女生进行日常

< 086　　　　　　　　　　　　　　　过高学业压力危害少女生殖健康　087 >

锻炼的比例都低于男生。

适当的体育锻炼，不仅能帮助女孩保持健康的体型，还可以增强腹部肌肉和韧带的力量，增加柔韧性，改善微循环，使子宫动脉血流量增加，血流速度加快，缓解子宫缺血，减少月经紊乱、痛经等问题的发生。经常参加体育锻炼的女生，对自己的身体会更加满意和自信，情绪更稳定，精力更充沛，也更有活力。同时，运动还能促进大脑血液循环，为大脑提供休息时间，提高学习效果。

教育的目标是促进人的发展，而发展首先是身体的生长。女孩的健康生长需要充足的睡眠和休息、充分的运动和游戏等。遗憾的是，今天无论是家庭教育还是学校教育都严重忽视女孩的身体发育，剥夺女孩的睡眠和运动，等于从根本上剥夺他们生长的权利，这是人生失败之源。如果我们继续忽视学业负担对女孩健康、生命的损害，那么不久的将来我们必将尝到其恶果。今天女孩的健康，决定着未来母亲的健康，这是关乎民族未来的大事！

培养女孩好榜样：俞敏洪

为了女孩的健康，父母应该如何给女孩减压呢？

俞敏洪是新东方的创始人，他在一篇《什么样的家庭教育才能培养出成功的孩子》的文章中，分享了他给女儿减压的做法。

对于女儿的学习成绩，俞敏洪是这样做的：

❝ 我的女儿学习水平现在处于中等，但我从来不以此作为女儿是否要努力的标准。我和我太太的教育理念相反。我的太太是女儿不进前5名就会生气，而我刚刚相反，女儿考第15名，我也会很高兴，我每次都会对女儿说："你看你们班40个同学，你在第15名，后面还有25个人，你多厉害！"从孩子一辈子的角度来说，你的孩子分数是好是坏，进重点大学还是进普通大学，没有任何的本质区别。真正能把孩子一辈子距离拉大的，是与他为人处世有关系的人品问题。"

课外班、兴趣爱好班也可能成为女孩经常面临的压力之一，这种压力有时并不比学业压力小。俞敏洪是这样对待孩子弹琴的：

"我的女儿很喜欢弹钢琴，从 5 岁就开始弹，弹着弹着就变味了，一级一级地考上去，每个星期都要上课，每次都坐一个小时不能动，结果把女儿弹钢琴的兴趣全部扼杀掉了。女儿不想学了，而我的太太强迫她学。

我问我的太太，你的孩子在 10 岁的时候就过了钢琴十级，请问她 10 岁以后还学不学弹钢琴？如果她 10 岁以后不学，那从她 1 岁到 10 岁学钢琴有什么用？你如果不是想把孩子培养成一个伟大的钢琴家，那么你让孩子 10 岁就通过十级考试是没有道理的。另外，你让孩子这么学，让她对钢琴失去兴趣了，她根本就不爱弹钢琴了。

我对女儿说，爸爸不强迫你学，也不让你考级。爸爸这辈子很后悔的事情就是不会演奏乐器，演奏乐器可以排解郁闷。学习钢琴原则上不是为了让你考级，而是为了帮你寻找抒发心情的渠道。未来你一定会进入社交圈，如果你能在朋友唱歌的时候进行钢琴伴奏，这样你会得到别人的尊敬。如果你不想学，能不能保持你现在的水平。我女儿其实很喜欢钢琴，作业做累了，就弹半小时钢琴。从这以后，她每个星期跟老师学一次，学习钢琴的兴趣也越来越浓了。"

压力是大是小，父母的看法很重要，未成熟的孩子承受压力的能力还很低，学会给孩子减压，是父母的必修课。

< 088 　　　　　　　　　　　　过高学业压力危害少女生殖健康　089 >

关注女孩的生殖健康：拯救女孩的 5 个建议

建议 1、告诉女孩月经方面的知识

今天的女孩进入青春期的年龄更小。有调查显示，城市女生的平均初潮年龄从 13.09 岁提前到 12.78 岁，乡村女生的月经初潮年龄则从 13.80 岁提前到 13.22 岁。有的女孩可能 9 岁就开始有月经了，当然也有的女孩初潮比平均年龄晚，这些都是正常的。

在月经到来之前，父母最好应让女儿对即将发生的情况做好心理准备。事实上，即使父母没有跟女儿直接谈论月经，她们也会从各种途径，包括父母无意识的言行中，了解到一些支离破碎的信息，而其中有许多可能是对月经的偏见。

母亲对月经的态度，对女儿来说至关重要。母亲要认真考虑自己对月经的态度，避免在无意识中把一些负面的看法传递给女儿。要知道，月经和月经周期中蕴藏着女性完整的生育能力，绝对不是一件令人羞耻的事情。有研究者指出，母亲对女儿来月经和身体上出现的变化保持沉默，女儿会把这看作是对其女性角色的排斥。

如果女儿感兴趣，母亲可以给女儿讲讲自己的青春期，如果年轻时母亲对月经的看法是负面和有偏见的，那么在跟女儿分享当时的看法之后，还要一起去反思这些观念，共同了解关于月经的科学知识。这对提升女儿的自我认同感很有帮助。

因此，作为父母，明智的做法是，对青春期女儿的身体变化保持关注，激发她对女性身体运转的兴趣，帮助她了解自己的身体，知道月经周期时她的身体在发生怎样的变化。这将有助于她们接纳自己，建立良好的性别角色意识。

建议 2、鼓励女孩记录月经周期

记录月经周期十分重要。父母应该鼓励女孩养成习惯，在每次来月经时，

在日历上圈出第一天的日期，记录自己的月经情况，这有助于女孩描绘出自己月经来潮的模式，预测下次的日期，并清楚地了解有无月经漏来的现象。

此外，也可以记下发生的其他事情，这样女孩就会对自己一个月的生活和情绪有个概括的了解，发现哪些事情会影响自己，学会正确地解释它们，从而掌握自己的生活节奏。

知
识
链
接

①迈克尔·格里安：《女孩是天赐的》，辽宁教育出版社，2003年。

一次月经周期的 4 个阶段[1]

第一阶段：月经周期的第 1 ~ 2 个星期。雌激素和内啡肽水平逐渐提高，女孩情绪稳定而活跃，常常会觉得生活悠闲而轻松。雌激素是对女孩的身体、精神和情感最有影响力的荷尔蒙，它还控制着 4 种重要的神经递质：去甲肾上腺素、5-羟色胺、多巴胺及乙酰胆碱。这些神经递质主要是控制情绪的稳定、思考的过程、理解力、记忆力、亲昵行为的动机、爱好、焦虑及女孩如何处理外来的压力。

第二阶段：月经周期开始两个星期之后。雌激素水平上升后会突然降低，女孩可能会感觉孤独、忧郁，有些女孩可能会碰到情绪调节方面的困难，情绪波动较大，甚至会感觉自尊一落千丈。

第三阶段：排卵期和排卵后期。雌激素水平又开始上升，黄体酮也开始增加，而且在排卵期后大约七八天达到顶峰。黄

< 090   过高学业压力危害少女生殖健康   091 >

体酮的增加也起着稳定情绪的作用。女孩在这一阶段常常会感觉良好。

第四阶段：后期。雌激素水平降低，接着黄体酮和内啡肽减少，情绪状况恶化，表现为生气、神经过敏、易怒、悲伤、失望、缺乏自尊等。

建议 3、保证女孩更多的睡眠时间

对于青春期的女孩，保持充足的睡眠非常重要。成年人一般需要 8 小时睡眠，对于快速成长中的青少年来说，其睡眠时间应该超过 8 小时。

父母和老师们应当重视睡眠不足的伤害，不要在青春期给孩子的未来幸福埋下隐患。父母可以通过合理的时间安排，减少课外辅导课程，以及培养孩子良好的时间管理习惯和作业习惯，来为孩子赢得更多的睡眠时间。

建议 4、培养女孩坚持锻炼的习惯

更多地参加体育锻炼对于青春期的女孩来说也很重要。

比如，跑步等有氧运动，可以释放出一种叫内啡肽的物质，它可以令人感到安宁、舒适和满足；瑜伽则有助于改善心境，有助于女孩保持平静安详的情绪和控制感。

鼓励女孩尽可能多地从事体育锻炼，除了传统的女性运动项目，如瑜伽、健身操等，也要鼓励女孩多参加团体运动项目。父母是女儿最好的榜样，让孩子看到父母在跑步、做仰卧起坐或俯卧撑，跟着健身操的节目运动等，都可能引起她的积极仿效。

建议 5、督促女孩健康饮食

很多青春期的女孩都怕长胖，在吃的方面经常会有些苛刻和挑剔。父母们要让女孩明白，在她们身体发育时，体重的改变会非常大，甚至在几天内也可能有起伏波动。对青春期女孩来说，脂肪贮存是非常正常的一件事情，它能帮助维持身体机能的良好运转。女性储存脂肪的能力通常是男性的两倍，这不但

有助于女性将来怀孕和哺乳，而且是健康的生殖系统所需要的，当女孩体内的脂肪含量过少时，她可能会停经。

青春期女孩的生长变化非常快，她们比成人和儿童需要更多的营养。为了维持健康，女孩每天需要吃各种各样的食物：

大量的谷物，如米饭、面食、面条、谷类、面包；

大量的蔬菜和豆类；

大量的水果；

适量的奶制品；

适量的鱼、肉、蛋、坚果等。

发现女孩之五：心理早熟的女孩

英国学者葛非·哈曼（Geoff Harman）对女孩的心理早熟提供了量化结论：在 11 岁时，女孩的口语能力、读写能力和计算能力的发育水平分别比男生早 11 个月、12 个月和 6 个月。

女孩在自制力和言语两个方面的领先表现得尤为明显。

一、自制力领先

与男孩相比，女孩大脑中控制冲动的区域——大脑额叶发育得更快一些，所以女孩们往往能安安静静地坐在教室里听课，她们更容易遵守纪律和老师的命令要求。

二、言语领先

女孩获得语言、发展言语技能的年龄较男孩更早，其中一个重要原因就是女孩大脑额叶与颞叶中的布洛卡区和韦尼克区（大脑中主要的语言中枢）比男孩发育得更早。当然，父母和其他照顾者也在这方面发挥着重要作用。

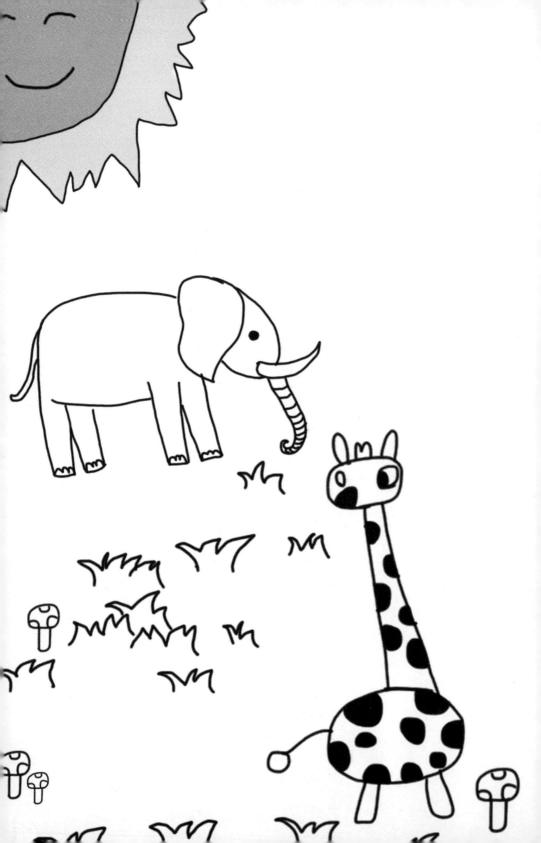

CHAPTER 6
不当节食减肥危及女孩身心健康

"人越瘦越美"是我一生追逐的信条。
——某著名节目主持人

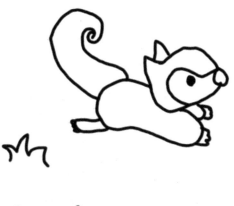

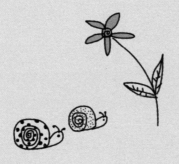

避免不当节食减肥：拯救女孩的 5 个建议

建议 1、帮助女孩正确建立自尊

建议 2、鼓励女孩坚持自己的个性

建议 3、认请"时尚"的真面目

建议 4、减肥要以健康为目标

建议 5、父母的评价和做法很重要

"我还可以再瘦点儿！"

    我叫邢丽颖，13岁，今年上初二，我从小就胖，同学们都叫我"企鹅"。不过我现在瘦下来了，而且，比其他女生都瘦，一米六二的个子38公斤。

    说到减肥，还要从两年前那次家庭战争谈起。我父亲是位工程师，他似乎每天都在忙工作，很少关心我，当然，除了学习成绩。那次我期终考试没考好，父亲得知后，气急败坏地在饭桌前发起火来："吃、吃、吃，你就知道吃，都吃成肥猪了！"我霎时觉得如鲠在喉，跑到厕所，把吃的饭全吐了出来。从那以后，我下定决心，一定要减肥！

    我每天很少吃饭，并尽量多运动。我也有禁不住诱惑的时候，偶尔会和同学去麦当劳暴吃一顿，但每次吃完后，我都后悔不已，于是更加努力地节食、运动。我清楚地记得，从130斤减到100斤，我只用了一个月的时间。

    我家有一个体重计，每天晚上临睡前，我都要偷偷地称一下体重。如果瘦下来一点儿，我会很有成就感，觉得这一天没白过；但如果体重不减反长，我就会很苦恼，觉得受不了，而且还很可能第二天被噩梦惊醒！

    自从减肥成功后，我觉得更有安全感了，我喜欢这样的生活，一切都在我的掌握之中。虽然同学说我已经很瘦了，但我总觉得还不够瘦，我还可以再瘦点儿！

    这是一位女孩的自述。疯狂吗？且看2011年3月10日《羊城晚报》记者陈辉的报道《少女疯狂减肥饿剩一张皮》：

> "身高 1.68 米，入院体重 29 公斤"——14 岁的小敏的病历上写着这样触目惊心的数字，"她当时的样子就像是一副解剖室里的骨架蒙上一层皮，是被人抱进诊室的。"中山大学附属第三医院精神心理主任医师关念红拍拍病历对记者说。这样的"29 公斤少女"她已经接诊了好几例，其中一人已经不在人世，成为减肥名副其实的牺牲品。

关念红说，20 年前她出诊心理门诊，一年会碰到几例厌食症患者，而现在她一个星期就能接诊几例，患者几乎都是漂亮的花季少女。

……

减肥前的小敏身高 1.68 米，体重 57 公斤，身材匀称，是同学圈中的"高个儿小美人"。一次体育课上，小敏穿上运动短裤，被同学戏谑"大腿怎么变粗了"。一句戏言，却让爱美的小敏认为是同学对她的"警醒"——她变胖了。小敏开始减肥。

她的减肥餐很简单，就是每餐只吃一个苹果，实在太饿了就多喝水，每天至少在跑步机上跑两个小时。乍一看，这样的套路很熟悉，很多爱美的女明星、女艺人都是以"水果＋运动"作为生活减肥的主要手段。

小敏的减肥目标是体重 80 斤，当她历尽艰辛达到目标想要停下来时，却发现身体已经不再受她控制了。她只要吃一点点东西，胃都会发胀、难受，严重的时候甚至呕吐。体重继续失控地往下掉！月经停了，每天精神乏力，什么事也做不了，一两天不吃东西也不觉得饿。这时候，小敏非常害怕，但已经来不及了，体重还是不断下降，身体状况越来越糟，皮肤极易溃烂，走路多一点大腿根就会磨破，衣服洗完，妈妈必须用手把衣服揉得软软的，才敢给她穿，她不得不休学……

当小敏被抱进医院诊室的时候，"她当时的样子就像是一副解剖室里的骨架蒙上一层皮，已经是严重的营养不良，面色蜡黄，皮肤极其粗糙，头发稀稀拉拉只有几根，她已经连坐的力气都没有，只能趴着回答我的问题"，关念红对小敏初次就诊的情形记忆犹新。对于小敏的暴瘦，家人心急如焚，以为是肠胃出了问题，带着小敏辗转看了几家医院的消化内科，最后来到心理门诊，才知道女儿患上的是"神经性厌食症"。

小敏的身体为何会失去控制？关念红解释，减肥过度，体重下降到一定程度时，大脑的海马体会受到损伤，对食物的厌恶程度增加，大脑会分泌一种激素让身体觉得"不需要食物"而患上厌食症。**"**

事实上，今天的许多年轻女孩已经进入了一个疯狂的减肥时代。她们拼命节食、锻炼、做健身操，累得几乎昏倒在地。一些心急的女孩甚至拿手抠喉咙使自己难受呕吐，以至于身体极度虚弱，付出了惨痛的代价。

进入青春期以后，女孩身体的肌肉和脂肪在朝着与男孩不同的方向发展，男孩的肌肉组织迅速增长，而女孩的脂肪则大量增加，青春期男孩肌肉脂肪增长比例大约为3:1，而女孩的比例则大约为5:4，这使男孩看上去越来越健壮，女孩的身体越来越丰满。女孩体内迅速增加的脂肪会重点分布到乳房、臀部、髋部等部位，最终使女孩的形体看起来日益丰满。女孩体内更高的脂肪水平是具有进化意义的，这是为女孩将来承担母亲角色——生儿育女哺乳后代所做的准备。

但是，脂肪的增加使许多女孩开始把脂肪当作"敌人"，通过各种方法减肥，即使她们的体重处于正常范围内也是如此。

与男孩相比，女孩对身体形象的关注度更高，她们有更高的身体形象压力，更容易受到不健康的减肥潮流的影响，更多的青春期女孩和女大学生会把"苗条"身材作为追求的目标。

一项对中国女大学生的调查表明：有七成女大学生正在忙于减肥，在北京重点高校的大三女学生中，95%已经加入"减肥娘子军"。北京在校女大学生中，体重超标及达到"肥胖"标准的总计只有7.3%，却有超过50%的"骨瘦如柴"型的女学生曾经或正在减肥。减肥过程中，使用错误减肥方法的比例累计高达

90％，其中，最流行的方法是吃减肥药、"苹果餐"和绝食。

还有更疯狂的手段，听起来恐怖又可悲。据《重庆晚报》2004 年 2 月 16 日的报道：

> 66 某大学女生雷雷（化名）昨天刚从人流手术台上下来，便在好姐妹的陪伴下逛了一趟歌乐山。虽虚汗直冒，脸色苍白，她仍坚持从山脚到山顶走了个来回。
>
> 据与雷雷同行的蒋玲玲（化名）介绍，起初雷雷精神状态很好，可后来越走越慢，歇气的时间越来越多，快到山顶时，雷雷脸色苍白，汗水直冒，虚弱得站都有些站不稳，仍坚持走到了山顶。三人在山顶吃午餐后，原路返回。据蒋玲玲称，雷雷在途中用矿泉水吃了两次止痛片，五次躲到一边"方便"。据称，晚上三人还要去网吧熬夜。"这样减肥效果才好！"
>
> 蒋玲玲说，人流后长时间熬夜、进行强体力运动减肥很有效，目前在年轻人中非常流行。他们都听信了网络上所谓的"成功减肥者"忠告：妊娠和做一次人流不容易，要最大限度地发挥减肥作用，就一定要继续节食，同时保持一定的运动量。 99

这简直是把健康当儿戏。这种只顾眼前、不管明天的疯狂举动，未来将会为此付出多么惨痛的代价呢？她们的身体和心理会出现什么情况呢？

不当的减肥，减掉的还有健康

生长发育受阻

青春期是一个人生长发育最旺盛的时期，营养缺乏将会直接影响人的生长发育水平。青春期女孩正处于身体发育的关键时期，身体的各个器官在迅速发

< 100　　　　　　　　　　　　　　　　　不当节食减肥危及女孩身心健康　　101 >

育之中，生理代谢十分旺盛，这本身就需要消耗大量的能量和各种营养物质。中学时期的课业负担又非常大，更进一步增加了她们对各种营养物质的需求。因此，青春期女生所需要的能量和营养物质，应该高于成年女性。

不当的节食减肥还会影响青春期女孩的身高增长，而这一点是几乎所有拼命减肥的年轻女孩都不希望出现的结果。现在的孩子的身高之所以普遍比父母高，一个很重要的原因就是现在的营养条件远远好于过去，充足的营养使男孩女孩的身高潜能得到了最大程度的发挥。而节食减肥会导致身体所摄取的能量和各种营养物质缺乏，最终影响到身高的增长。

闭经

医学研究指出，不当的节食减肥容易引起人体蛋白质缺乏，最严重的后果就是引发闭经。

正常女性一到青春发育期，脑垂体就会分泌大量的促性腺激素，促使卵巢成熟，出现排卵，开始月经初潮，并逐渐有了规则的月经。这种促性腺激素是一种含糖的蛋白质。缺乏蛋白质营养的人，就不能分泌足量的促性腺激素。从而导致其卵巢等生殖器官萎缩，功能减退。有些女孩就算恢复了食欲，体重上升后仍会闭经多年，这是因为长期饥饿使脑垂体功能受损，短时间不能立即恢复正常的分泌功能，其主管的卵巢也难以恢复。

18岁女孩的体内脂肪至少要占体重的23%。据研究，这是她们将来能够怀孕、分娩及哺乳的最低脂肪水平。低于这个水平，就很容易造成原发性闭经。只有当女性的脂肪占体重的30%～35%，男性的脂肪超过25%时，才可以称为肥胖。

除了闭经，不当的节食减肥还容易引发月经周期失调，过瘦的女性往往会怀孕困难，进入更年期的时间也更早。

智力、自信心与自尊心下降

一项对164名12-14岁青少年的调查表明：急剧的节食会对思维能力造成

损伤。体重下降的同时智力水平也会降低。人在从事脑力劳动时，需要消耗大量的能量和各种营养物质，时刻需要保证充足的氧气和各种营养物质的供给。人的记忆能力与大脑细胞的营养状况也有密切关系。节食减肥所造成的营养不足，会使脑细胞早衰，损害记忆能力，影响思维过程的正常进行，对女孩来说，会危及其智力表现与学业成绩，影响其学业自信心。

过度节食减肥的女孩，其身体满意度往往也较低，这些都是女孩自尊和自我价值感的杀手。

神经性厌食症

不当的节食减肥最严重的后果莫过于患上"神经性厌食症"（又名嗜瘦症）。这是一种潜在的致命的饮食障碍。厌食症患者对身体变胖有一种病态的恐惧，情愿做任何努力以清除体内的脂肪。厌食症患者会持续性节食，吃得越来越少，哪怕瘦得皮包骨头，看起来像一具站立的骨架，他们仍然坚持认为自己的营养太好了，还可以再多减几斤。

数据显示[1]，1/200 的青春期女孩深受神经性厌食症的危害（在青少年男孩和成年妇女中的发病率大约是 1/2000）。

如果没有得到专业性的治疗，大多数神经厌食症患者的状况将不会有任何改善，大约有 6% 的厌食症患者最后会选择自杀或者饿死。即使是那些幸存下来的女孩，由于身体长期得不到足够的维生素、矿物质与营养，其身体内脏器官组织结构受到严重损伤，各器官的功能严重衰退，往往会留下永久性的身体伤害。

[1]戴维 R. 谢弗著,邹泓等译《发展心理学》，中国轻工业出版社，2005 年。

知
识
链
接

最瘦的人死亡率最高

一项历时 24 年、调查了 5000 多人的研究中[①]，研究者发现：最瘦的人死亡率最高。除了心血管疾病，最瘦的人群在其他疾病方面的死亡率都是最高的。比平均体重轻 15% 的女性，容易得肺炎、流感和消化系统疾病。美国加利福尼亚州另外一项针对 7000 人的研究发现，死亡率最高的是那些比平均体重低 10% 的人。

①顾玉清、田野：法国立法禁止"以瘦为美"，《人生与伴侣（月末版）》，2008年第 7 期。

扭曲的审美倾向：把异常当正常

某著名节目主持人，非常瘦，其在自传中公开承认："人越瘦越美"是她一生追逐的信条。作为一个出色的女性公众人物，她的这一人生信条对女性们有误导作用。

在今天形形色色的电视广告、时尚杂志和电影中，苗条的身材常常被当作女性吸引力的必要指标。模特、流行女歌手、女演员、广告明星，这些众人瞩目的女性形象变得越来越苗条。年轻的女孩将她们作为比较和模仿的对象。事实上，那些走在 T 型台上的女模特，其身材十有八九是异常的，属于"病态"。那些身材过分消瘦的女模特，是商业社会故意制造出来的。时尚产业就像一个巨大的阴谋，把 99% 的平常女性难以达到的病态身材打造成为一种"标准"，人为地制造时尚与潮流。

不幸的是，时尚产业的这个阴谋还是成功了。当代社会中的许多女性正身陷其中，花费大量的时间与金钱，企图通过各种减肥手段来达到这种"病态"标准。在此过程中，时尚产业和节食产业都大获其利，数字显示，美国的节食产业在 1997～2007 年间增长了两倍，达到 333 亿美元。在中国，名目繁多的减肥广告铺天盖地，一份市场研究报告显示，2010 年中国减肥产品市场总额将达到 600 亿元人民币。在这些数字的背后，隐藏着多少因节食减肥而正在遭受身心伤害的女性！

"芭比娃娃"不是好榜样

风靡世界的"芭比娃娃"其实对女孩并没有什么好处，芭比娃娃给所有的女性树立了一个不可能达到的标准，过高的胸部，过瘦的腰部，过于性感的身材，加上一个迷人的娃娃脸，它完全是对女性身材过度夸张的产物。人们已经在正视芭比娃娃对成长中女孩的消极作用①。

因此，芭比娃娃虽然流行，但它并不是一个好榜样，我们建议女孩最好远离这样的玩具。

① 对女孩有负面影响美议员建议禁售芭比娃娃（http://sci.ce.cn/kjsh/200903/06/t20090306_1841 1124_1.shtml）。

< 104　　　　　　　　　　　不当节食减肥危及女孩身心健康　　105 >

培养女孩好榜样：索菲亚·罗兰

❝ 索菲娅·罗兰是意大利著名的电影演员，拍了100多部电影，曾经两次获奥斯卡奖。

但是，索菲娅·罗兰是私生女，是一个远房亲戚把她养大的。16岁时，索菲娅·罗兰第一次拍电影，发育得有些超常的她初涉电影就碰到了麻烦，摄影师皱着眉头围着她转了好几圈，然后就去找导演了：

"导演，你找的什么破演员，真难看，没法拍！"

当时，影坛上流行的是奥黛丽·赫本、葛丽泰·嘉宝这类小巧玲珑、乖巧的美，而索菲娅·罗兰确实长得很夸张，眼睛和嘴都特别大。

于是，这位意大利著名导演卡洛就把索菲娅·罗兰叫过来，跟她进行了一番非常经典的对话。

卡洛说："亲爱的索菲娅·罗兰，您很有表演才能，但是我的摄影师抗议说，没办法把您拍得美艳动人，因为您的鼻子太高了，而且您的臀部过于发达，您得回去把它给处理一下。"

面对大导演的这番话，索菲娅·罗兰并没有表现得很沮丧，她镇定地看着导演，回答道："导演，我的鼻子是高了一点儿，臀部是发达了一点儿，这些都是我的特点，我不想为拍电影而改变什么。世界上的美为什么都要一个样呢？"

索菲娅·罗兰的这这番话让卡洛立即顿悟：是啊，世界上的美为什么都要一个样呢？他连连向索菲娅·罗兰道歉：

"对不起，对不起，我不该向您提出刚才的问题，这样吧，电影继续拍。这个摄影师如果继续抗议，我就另请高明，一定要把电影拍成。"

电影拍成后，一放映就引起了轰动，而索菲娅·罗兰也从此一发不可收拾，拍了很多好电影，成为一颗冉冉升起的明星。❞

索菲娅·罗兰的成功，与她的自我接纳密切相关。2000 年，索菲娅·罗兰被评为"千年美人"，甚至还出现了索菲娅·罗兰品牌的化妆品。

避免不当节食减肥：拯救女孩的 5 个建议

建议 1、帮助女孩正确建立自尊

许多女孩之所以热衷于节食减肥，甚至不惜冒着身体健康与生命的危险，就是因为她们缺乏自信，而且深受扭曲审美标准的影响，把自信建立在这种虚假的"病态"的形体上面。要摆脱这种影响，父母就要引导与帮助女孩建立真正的、坚实的自尊。

父母对女孩的看法是其自尊心的重要来源，因此，作为父母，应当做到：

一、尊重女孩与生俱来的特点，不管高矮、胖瘦、美丑，发自内心地赞美她；

二、经常用赞赏性的话语描述她的行为；

三、在日常交往的言谈举止中自然地流露出对她的喜爱与欣赏。

如果女孩小时候就已形成一个较为积极的自我概念，具有较高水平的自尊，那么当青春期来临时，虽然体内脂肪迅速增加，体形会变得日益丰满，但她仍会很自然地接受这种生理的变化，更不会去做那些有损健康甚至危及生命的疯狂减肥。

父母一定要记住：自尊是女孩对抗"病态"审美标准的绝佳武器。

< 106　　　　　　　　　　　　　　　　　　不当节食减肥危及女孩身心健康　　107 >

知识链接

什么是"体重指数"？

父母要与女孩一起了解与肥胖有关的科学标准——体重指数（BMI，Body Mass Index）标准。体重指数即身高与体重的比例，体重指数等于体重（公斤）除以身高（米）的平方。比如，一个女孩的身高是 1.60 米，体重是 55 公斤，那么，体重指数 =55/1.602=21.5，其体重属于正常范围。即使她的体重达到 60 公斤，其体重指数 =60/1.602=23.4，其体重仍处于正常范围之内。

下面就是根据体重指数判断肥胖与否的相关标准：

偏瘦：BMI 指数 <18.5；

正常体重：BMI 指数 18.5 ~ 25；

超重：BMI 指数 25 ~ 30；

轻度肥胖：BMI 指数 >30；

中度肥胖：BMI 指数 >35；

重度肥胖：BMI 指数 >40。

建议 2、鼓励女孩坚持自己的个性

环肥燕瘦，各有千秋。美的标准是主观的，瘦一点是一种美，胖一点也是一种美。每个人都是不一样的，因此，每一个女孩都应该有自己的个性。如果女孩能坚持自己的个性，她就不会因为身体丰满一点而过度焦虑，也不会为追赶所谓的时尚而减肥。有个性的女孩，会接纳自己的身体，悦纳并欣赏自己与别人的不同。

建议 3、认清"时尚"的真面目

英国心理学家曾做过这样一个实验：心理学家调查了 200 多名 13-17 岁的青少年，将他们分成两组，一组常看时尚杂志，另一组不看时尚杂志。15 个月后，常看杂志的一组中有更多的人认为自己太胖，希望节食减肥，而不看杂志的那组则没有这种情况。有多达 41% 的少女说她们节食的想法来自时尚杂志。

时尚的标准是不断变化的。美国研究者曾分析了美国两种主要时尚杂志中出现的女性照片，结果发现：在 20 世纪初，魅力女性的标准是丰腴的身体；20 年代是"时髦女郎"时代，时髦的外貌标准是瘦长平胸；40 年代，漂亮女性的标准是丰腴的身材；50 年代，曲线优美的女性身材大受欢迎（如玛莉莲·梦露）；60 年代，苗条身材成为女性新的身材标准。

父母要尽力减少时尚对女孩的消极影响：

一、父母不要去购买那些时尚杂志，更不要把它们带回家放在客厅里；

二、在看电视时，父母不要流露出对那些"骨感"模特的羡慕；

三、如果有机会，父母可以让女孩明白这些时尚代表、模特们其实是商业化运作的结果，她们的处境远不如舞台、T 型台上那么光彩夺目，她们的消瘦身材也往往是以牺牲健康甚至生命的方式获得的。

建议 4、减肥要以健康为目标

爱美之心，人皆有之。青春少女对身体美的追求和渴望是正当的，而且真正的肥胖对健康也是有害的。我们反对的是：过度追求苗条身材，以牺牲健康为代价，单纯通过吃减肥药、节食甚至禁食来减轻体重。

健康减肥，首先要做到合理膳食。减肥的女孩每天要保证摄入一定数量的碳水化合物、蛋白质、维生素、矿物质及其他各种营养物质。在饮食方面，父母可以借助专业书籍等帮助女儿得到科学的指导。

其次是适量的运动。减肥的女孩不适合进行剧烈运动，而应选择有氧运动，每次要运动半小时以上，如游泳、登山、骑自行车等。父母要帮助女儿养成运

< 108　　　　　　　　　　　　不当节食减肥危及女孩身心健康　　109 >

动的好习惯，每周定时完成一定的运动量。

此外，充足睡眠也是健康减肥的妙招。美国"贝丝·伊斯雷尔女执事医疗中心"的研究人员苏珊·雷德兰带领的研究小组曾对 240 名 16-19 岁的青少年进行了连续 5 ～ 7 天的研究。研究结果显示：睡眠时间不足 8 小时的受试者平均每天摄入 1968 卡路里，而睡眠时间超过 8 小时的受试者平均每天的摄入量为 1723 卡路里。

研究人员发现了其中的原因：一是睡眠不足会改变青少年的饮食习惯，睡眠时间较少的青少年从富含油脂食物中摄入热量的比例更高，来源于碳水化合物的热量较少，而研究证据表明，从油脂中摄取的热量更容易转化为人体脂肪储存起来；二是睡眠不足会引起人体内一种激素的分泌量降低，这种激素有助于分解油脂、降低食欲，同时缺觉会导致体内生长激素分泌量增加，而这种激素对食欲有促进作用。

建议 5、父母的评价和做法很重要

父母千万不要直接或间接评价女孩的胖瘦。女孩们往往会特别在意父亲的看法，因为父亲是她的第一个，也是目前生活中最重要的异性榜样，父亲对女儿的看法，代表了异性对女孩的看法。如果一个父亲以欣赏的眼光看待女孩的身材变化，女孩就更有可能接受这些变化。母亲的评价对女孩的影响也不容小觑，母亲的评价更易于获得女孩的认同，因为她们都是女性，在肥瘦、身体形象方面有共同语言。

除了不能直接评价女儿的胖瘦以外，父母还要注意自身行为对女儿的影响。如果父母特别在意自己的胖瘦，无形中就会向女儿传递"胖不好，瘦才好"的信息，把父母的胖瘦观、审美观内化为自己的观点。

当然，父母也不能用胖瘦去评价其他人，这些评价中所隐含的审美观很容易被女儿识别出来，并自动用这种评价来对照自己，得出父母喜欢不喜欢自己胖瘦的结论。

父母是女儿生命中最为重要的人，在青春期更是如此。

发现女孩之六：更有韧性的女孩

与男性相比，女性是个更有韧性的性别，成年女性的生命力也更顽强。

在胎儿时期，女性胎儿的成活率更高。在发育过程中，男孩出现发育失调症状的几率要比女孩高 3 ~ 4 倍[1]，男孩对各种危险和疾病的不良影响更为敏感，更容易受到伤害。

儿童和青少年时期，在常见的心理疾病方面，女孩的发病率远远低于男孩。

在多动症方面，美国心理学会（APA）2000 年的权威数据指出[2]：多动症的男女比例为 2:1 ~ 9:1。国内有学者指出：男孩与女孩患多动症的比率为 4:1 ~ 9:1[3]。在自闭症方面，国外学者指出其发病率男女比例为 3:1 ~ 4:1[4]。在学习障碍方面，美国教育部的统计数字显示，男生为女生的 2 倍之多。我国学者认为，男孩与女孩患学习障碍的比例可能在 2:1 ~ 6:1 之间，其中，在最为普遍的阅读障碍上，患有严重阅读障碍的男孩是女孩的 3 倍多[5]。在智力障碍方面，男女发病率比例为 1.5:1 ~ 1.8:1。

在各种成瘾行为上，女孩的发生率也远远低于男孩。在网络成瘾方面，2008 年，中国青少年网络协会发布的《中国青少年网瘾数据报告（2007）》指出：男性青少年比女性青少年更易沉溺于网络。在吸烟、酗酒、吸毒等成瘾行为上，女孩的发生率均远远低于男孩。

① Kraemer S, The Fragile Male, British Medical Journal, 2000。

②刘毅：《变态心理学》，暨南大学出版社，2005 年。

③王建平：《变态心理学》，高等教育出版社，2005 年。

④劳伦·B·阿洛伊著，汤震宇、邱鹤飞、杨茜译：《变态心理学》（第9版），上海社会科学院出版社，2005 年。

⑤王建平：《变态心理学》，高等教育出版社，2005 年。

对于女孩生命力更具韧性的原因，有学者从进化角度进行了论述：男性的 Y 染色体比 X 染色体更脆弱，其发生病变的可能性是女性染色体细胞的 10 ～ 15 倍。Y 染色体弱小而萎缩，仅有大约 78 个基因，而 X 染色体（女性染色体）上有 1098 个基因。而且，由于 Y 染色体形单影只，它没有机会与其他任何染色体结合，不能利用有性生殖提供的机遇与其他染色体交换 DNA，Y 染色体也无法自行修复基因变异带来的损伤。

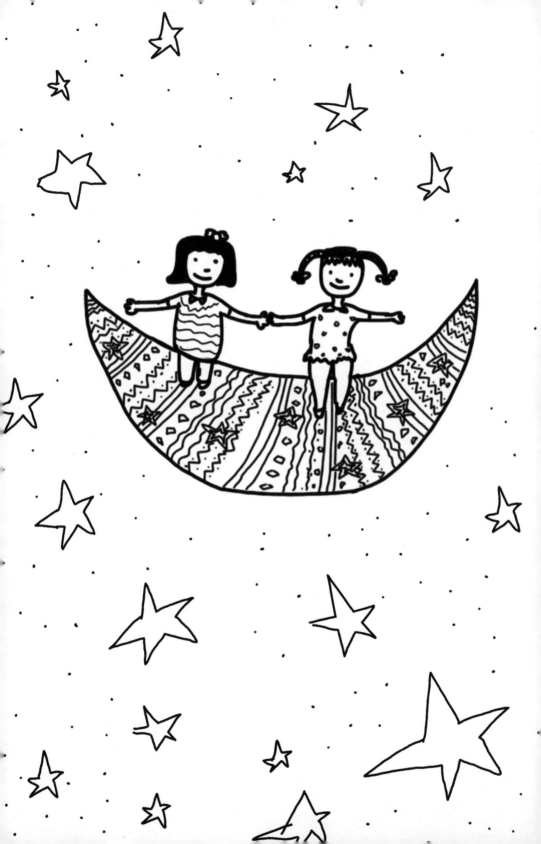

CHAPTER 7
异性交往缺乏制造"剩女"

异性交往是人际交往中一个非常重要的方面，异性交往能力也是一种非常重要的社交能力，它是需要培养的。

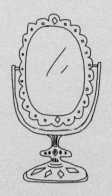

促进女孩亲密关系的发展：拯救女孩的 5 个建议

建议 1、父母及时照料和关注女孩的需要

建议 2、让异性交往成为一种美好经历

建议 3、培养女孩与异性交往的能力

建议 4、发挥父教的独特价值

建议 5、母亲要学会"放手"

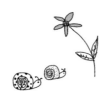

优秀女孩缘何成了"剩女"?

    ❝ 何园今年32岁，硕士毕业，身高相貌中上，工作稳定，收入也不错，但是由于平时工作忙，周末也经常加班，目前仍然单身。

    身边的人都曾为她感到着急，但也没帮上什么实质性的忙。

    何园出生在一个并不算偏僻的乡镇，父母都是镇里的普通工作人员，家里算是小康之家。在她父母看来，何园是个比较省心的孩子，从小非常聪明，从小学到中学，考试成绩几乎没出过前五名。

    初三时，同班的一位男同学偷偷给何园写纸条，碰巧被窗外经过的班主任老师逮了个正着。班主任悄悄地把这件事情告诉了她的父母，父母知道后，非常紧张，等女儿放学一迈进家门，就开始"审问"。何园不停地向父母解释自己也不知道那个男生为什么会传纸条，自己是无辜的……母亲不信，一直追问，为什么那个男生不给其他女生递纸条，并给她讲了一堆大道理：女孩子要自重，现在要以学业为重，还说了男性的许多坏话……

    自此之后，父母开始时时处处紧盯着何园，要求她按时回家，一旦回家晚了，父母就会问长问短。如果不幸被父母发现她跟哪个男生说话，哪怕是一句话，母亲也会问上半天。电话更是被妈妈控制得死死的，连日记几乎都逃不过妈妈的眼睛。

    为了打消妈妈的疑虑，何园从那以后，一个男生也不交往，连话都很少说。

    如父母所愿，何园考上了北京的一所大学。在离开家乡时，父母也是再三告诫，让何园好好学习，现在工作不好找，一定要读研究生，最好读到博士后。何园听得很明白，父母的意思是希望她安心学习，不要恋爱。

大学本科四年转瞬即逝，何园专心学业，期间有几次恋爱的机会，都被她放弃了。随后，她成功地考上了北京一所名牌大学的研究生，由于学业繁忙，在几次短暂恋爱无疾而终后，她毕业了。

毕业后，她进了一家 IT 公司，虽然不是从事软件研发，但也很辛苦。这时的她已经 28 岁了，心里不免有些着急，而她的父母比她更急，他们打听遍了所有能打听到的在北京工作的亲戚朋友，想为女儿介绍合适的对象。每年春节回家，最先问女儿的也一定是有没有男朋友。

何园虽然着急，但也觉得缘分的事不能强求，只能顺其自然。有时，她会去公园参加相亲活动，但总感觉自己像到了一个交易市场，而像她这样的女性，似乎是"卖"不出什么"好价钱"的。何园陆陆续续试着接触了几个男青年，但他们并没有让何园真正感到满意，交往没几次就没有了下文。好不容易碰着一个看得上眼的，何园最后伤心地得知，人家已经名花有主，也就作罢了。

何园的生活好像很自由，她自嘲：一人吃饱全家不饿。每年的 11 月 11 日"光棍节"，她也会像模像样地庆祝一番。闲暇时，她喜欢与同龄女性一起逛逛街，小资一把，有时在酒吧里面"放肆"一下，同病相怜的"剩女"们一起嬉笑怒骂那些没有眼光的男人们……

何园曾经有点自我安慰地说，她这样的单身女性并不少见，有些女博士"白天愁论文，晚上愁嫁人"。尽管外表看起来洒脱，但其实，何园心里非常希望能有一个"他"来陪伴自己，她在等待他的"真命天子"。

不知不觉，何园已经 32 岁了…… 🗨🗨

何园这样的北漂女孩，在以前被称作"北大慌"——"北京市的大龄且心慌慌的单身待嫁女性们"，现在又有一个新名字"剩女"——那些适婚、单身、愿嫁的大龄女性。

"剩女"可是一个蔚为壮观的庞大群体，据中国新闻社报道，北京就有超

< 116   异性交往缺乏制造"剩女"   117 >

过 50 万名年轻女性属于"剩女"。2004 年，天津市社科院的一项调查显示，天津市近 50 万未婚成年人中，女性占了六成以上。《2009 中国人婚恋状况调查报告》显示：41.2% 的单身女性"怕自己嫁不出去"，而只有 8.1% 的男性"担心自己娶不着老婆"。当今中国，男性比例远远高于女性，在这种情况下，仍有这么高比例的单身女性担心自己嫁不出去，这的确是一件让人费解的事情。

知识链接

中国的人口性别比例失调

全国第五次人口普查资料显示，目前全国男女出生性别比为 116.9：100。全国有 5 个省的出生人口性别比甚至高达 130：100 以上。海南省出生婴儿男女性别比为 135.64：100，居全国最高水平。

2007 年，中国男性已经比女性多出 3700 万，其中，0～15 岁的男性比女性多出 1800 万。当时有专家测算：20 世纪 90 年代出生的人口在达到婚龄时，将会有 10% 的男性被挤出婚姻领域不能成婚。

据推算，按照如今的婴幼儿性别比例，到 2020 年，中国处于婚龄的男性人数将比女性多出 3000 万～4000 万，这意味着平均 5 个男性中将有一个找不到配偶。

从心理学角度来看，女孩从小对人际关系就比男孩更加敏感，女孩的情感发展得更好也更迅速。但是，这些天生的交际专家、情感专家，如今为什么有这么多人在走进婚姻的路上遇到障碍呢？

对于这个问题，人们有不同的答案。社会学家们从社会学角度认为：中国人的择偶习惯——梯度择偶，通俗来讲，就是"娶妻一定要不如吾家，嫁女一定要胜似吾家的"传统习俗。社会学家李银河对此的解释是：在婚姻市场上，男人往下找，女人往上找，甲男找乙女，乙男找丙女，丙男找丁女，于是剩下来的就是甲女和丁男，俗称"甲女丁男"现象。这些因素客观存在，女性的选择也无可厚非。毕竟，当今女性的生活模式已经变得如此多元。她们可以先选择事业再结婚生育孩子，也可以先结婚生育孩子再选择事业，能够拥有选择的自由是女性解放的重大进步。我们真正需要关注的是，女性在她所选择的生活模式中，是否体验到了幸福，她们的生活是发生了积极的变化还是消极的变化，她们的满意度是升高了还是降低了。今天"剩女"问题之所以引人关注，是因为大多数剩女对她们目前的单身状态并不满意，她们急于终结这种生活状态，却不知如何做。

从个体终身发展的角度来讲，与他人建立和保持亲密的情感关系，是人们成年初期重要的发展任务。对于大多数处于二三十岁的女性来说，与他人建立亲密关系是当务之急。这一时期的幸福在很大部分上源于人们之间的亲密关系。为什么有些女性在亲密关系的建立上显得如此困难，她们在情感发展上是否遇到了某种阻碍呢？又该如何突破这些阻碍，从而使女性在追求事业和个人发展的同时，也能拥有幸福的情感关系和家庭生活呢？

青春期异性交往遭到严重限制

中国青少年研究中心在对城市独生子女人格的调查中发现：64.9%的中小学生父母"不愿意孩子有较亲密的异性朋友"；81.6%的父母"要求孩子选择学习好的同学做朋友"；45.3%的父母"为了学习，要求孩子减少与朋友的交往"；

< 118　　　　　　　　　　　　　　　　　　异性交往缺乏制造"剩女"　119 >

49.3%的父母"怕孩子学坏，所以严格限制孩子交朋友"，等等。

正是由于与异性交往的缺乏，使许多女孩缺乏对真实男性的了解，她们对男性的期待往往是不切实际的。下面就是网络上流传的一些剩女们的所谓标准：

> ❝ 一个男人要浪漫、幽默、性感、有魅力，同时又要对我之外的其他女人完全绝缘。
>
> 一个男人要事业有成占据高位，同时又不能太忙，要常常在家陪我看电视。
>
> 一个男人要听话、恋家、会做家务，同时又要有远见卓识、有魄力、能被依赖。❞

很多女孩只有一些关于"完美男人"的条条框框，对身边的男性却完全缺乏真正的了解，不知道他们的个性脾气，不了解他们的兴趣爱好，更不知该如何与他们交往相处。《2009中国人婚恋状况调查报告》显示，在单身女性中，有17.6%的女性没谈过恋爱，31.1%只谈过一次恋爱，23.2%"不知道如何与异性相处"。

青春期是一个人发展亲密关系尤为重要的时期，因为许多在成年期构建亲密关系所需的能力和才能，都是在青春期首次出现的。像上面案例中的何园，完全没有机会发展与异性交往的能力，在父母的严密监管和不当教育下，她所能采取的唯一行动就是逃避，逃避一切与异性的接触。她所遭遇的状况在今天的家庭教育中非常普遍。

父母限制女儿与异性交往，一个重要原因是担心女儿陷入早恋，因此，他们往往会对早恋的现象过度诋毁，对早恋的女孩表现出不屑的态度。女孩如果有恋爱的想法或表现出性方面的吸引力，会被认为是很可耻的事情，这种观念通常会给女孩的异性交往带来焦虑和紧张，反倒使女孩更难以发展普通朋友式的异性交往。

此外，父母限制女儿与异性交往还有一个重要原因，即担心影响女儿学习。这背后隐藏的观念是，学业第一，同伴交往特别是异性交往是不重要的事情，也就是说，情感远不如学业重要。这种观念对许多女孩产生了非常大的影响，即便长大成人之后，女孩们也通常会认为事业远比情感重要，情感不值得投入太多的时间和精力，交男朋友就是浪费时间。

知识链接

①彭泗清：对"青春期"异性交往的八种误解，《中国青年研究》，2000年第1期。

对异性交往的八大偏见和误解

北京大学的彭泗清教授认为，当代父母和教师对中学生的异性交往存在八大偏见和误解①：

1. 学生的主要任务是读书，与异性交往是长大以后的事；

2. 中学生还不成熟，不懂事，不具备与异性交往的条件；

3. 与异性交往会分散精力；

4. 与异性交往很容易发展为"早恋"，中学生容易犯错误；

5. 中学生谈恋爱成功率很低，中学生与异性交往没有什么好处；

6. 与异性交往是少数"坏学生"的行为，"好学生"不应该仿效；

7. 如何处理异性关系不需要别人指导，到时自然就会；

8. 如何处理异性关系不属于教育范围，教师对此没有责任。

对于今天的年轻人来说，青春期异性之间非恋爱的朋友关系是很稀松平常的事情。心理学家认为，青少年异性交往的积极影响可以归为8个方面：第一，带来稳定感；第二，度过快乐的时光；

< 120   异性交往缺乏制造"剩女"   121 >

第三，获得与别人友好相处的经验；第四，发展宽容大度和人际理解力；第五，获得掌握社会技能的机会；第六，获得批评他人和受到他人批评的机会；第七，提供了解异性的经验；第八，培养诚实的道德观。

过早地（十五六岁之前）开始恋爱的确对女孩会有一些不利之处，比如限制了她与其他同龄人的交往和参加集体活动，但心理学的研究发现，那些从未约会过的青春期少女会表现出一些社会性发展迟滞和过度依赖父母的征兆，而且会体验到不安全感。因此，对于父母来说，恰当地引导而非简单的限制变得非常重要。

父亲是女儿了解异性的重要途径

父亲是女儿隔世的情人。父亲对女孩的成长，尤其对女孩性别角色的形成与塑造非常重要。心理学理论认为，父亲为女孩提供了一种男性的榜样和行为模式，女孩往往从父亲身上的男性品质上寻找未来生活的参照，青春期的女孩甚至会把父亲看作是未来丈夫的模式。

美国父亲角色研究的专家罗斯·派克认为：由于父亲往往以更加鲜明的、更加差异化的方式与女儿互动，父亲在孩子的性别角色发展中比母亲起着更为关键的作用。父教缺失可能对女孩的性别角色形成造成混乱。

父教有助于提高女孩的交往能力。心理学家们发现，5个月大的婴儿如果与父亲有较多的接触，当他被陌生人围绕时会有较好的适应性，他们更不怕生，对陌生人会有更多的回应，也更愿意让陌生人抱。另外一项跟踪研究指出，那些5岁时有父亲陪伴且受到父亲照料的小孩，比5岁时就缺乏父爱的孩子，长大后更具同情心，有更好的人际关系。

罗斯·派克认为：父亲对女儿的影响并不在童年时期就宣告结束，甚至延伸到了青少年时期和成年时期，女儿与男性的关系也较多地受到她与父亲早期关系的影响。对人对事抱冷漠的、不参与的或敌对态度的父亲，应对女儿形成异性交往障碍问题负有责任。

但不幸的是，在今天的中国家庭中，父教缺失的现象非常严重。很多父亲忙于工作和事业，早出晚归，较少参与到孩子的成长与教育中。身为这些父亲的女儿，她们被剥夺了了解异性的重要渠道，她们对异性的想象与期待、与异性相处的方式不可能不受到影响。

父亲的独特之处

在孩子的成长过程中，母爱和父爱缺一不可、无法替代。美国《父母》杂志总结了父亲的九条独特之处：

1. 父亲跟母亲是不同的；

2. 父亲更爱与孩子玩闹；

3. 父亲对孩子的推动作用更大；

4. 父亲使用的语言更复杂；

5. 父亲对孩子的约束更多；

6. 父亲使孩子更社会化，为他走进现实世界做准备；

7. 介绍男人在现实生活中的作用和行为；

8. 父亲支持妻子；

9. 父亲更会帮助孩子发挥潜能。

< 122　　　　　　　　　　　异性交往缺乏制造"剩女"　　123 >

培养女孩好榜样：一位法国父亲

性是美好的，我（孙云晓）觉得国外一些父母对此的做法值得我们借鉴。我的文学启蒙老师、著名儿童文学作家刘厚明先生在世时跟我讲过一个故事，对此我印象特别深刻。

　　刘厚明先生在文化部工作时，曾带领一个中国少年艺术团去法国表演中国的少年武术。团里一个 14 岁的男孩由于武术表演非常棒，在法国演出时，受到了一个 12 岁法国女孩的喜欢。

这个艺术团去了法国很多地方演出，每一场演出这个法国女孩的一家人都会准时出现在观众席，慢慢地，大家就熟悉了，知道了这个女孩叫露易丝。

露易丝开始给男孩写信。她画了幅画，画中是两颗紧紧贴在一起的红心。男孩不明白其中的意思，于是就来请教当时担任团长的刘厚明先生。刘厚明先生看了后告诉男孩："心和心贴在一起是友谊，中法友谊。你看她还送给我画呢，我的画上是中国国旗和法国国旗，这不是友谊吗？"男孩点了点头。

没想到，过了两天，法国女孩又给男孩画了一幅画，画中画了一堵墙，墙的这边是中国男孩，另一边是正在哭泣的法国女孩，画上还写着"我爱你"几个字。

男孩又将画拿给了刘厚明先生，刘厚明先生觉得问题似乎有些严重了，于是找来了法国女孩的父亲，告诉他，他的女儿好像爱上了团里的男孩。法国女孩的父亲听完哈哈大笑说："当然知道，我还跟着她到处看你们的演出啊！"刘厚明先生听完急了："您知道了怎么不做做孩子的工作？"法国女孩的父亲继续笑着说："孩子现在正是做梦的年龄，我们就让她把这个美好的梦做完吧！"

法国女孩的爸爸又接着说道："我相信她，做了这么多梦，等梦醒来的时候，一切该怎样就怎样，不用担心。我很希望他们能在一起合个影，全团的演员们一块合影就可以，不过我希望合影时我的女儿能站在这个男孩前面，离得近一些。"

刘厚明先生听完，触动很大，他答应了这位法国爸爸的请求，一起合了影。后来回国后，法国女孩和团里的这位男孩还保持着通信关系。**"**

上面故事中的法国父亲用了一种美好的方式来引导孩子，这样既保护了孩子纯真的感情，又让孩子树立了正确情感的观念。对于父母来说，教育孩子的前提是了解孩子，了解孩子的前提是尊重孩子。

促进女孩亲密关系的发展：拯救女孩的5个建议

建议1、父母及时照料和关注女孩的需要

越来越多的证据表明：个体成年后的恋爱关系可能受到婴儿期依恋类型的影响。依恋是婴儿和特定的照顾者之间发展起来的积极的情感联结。大部分婴儿的依恋类型可以划分为以下三种：

第一种，安全型依恋——婴儿和照顾者之间是健康、积极、信任的依恋关系；

第二种，回避型依恋——婴儿与照顾者之间的关系比较冷淡，并避免与照顾者互动；

第三种，矛盾型依恋——婴儿在和照顾者分离时表现出巨大的痛苦，但当照顾者回来后，又对其非常生气。

心理学家研究发现，依恋类型在成年以后会继续发展，并且影响个体的恋爱关系。观察我们身边的人就会发现，有些人很易于与他人接近，容易信赖对方，也容易获得对方的信任，很少担心被爱的人离弃，或跟他人过于接近而感到不舒服；有的人在跟他人接近时会觉得不自在，很难完全信任别人，当别人过于亲近时会觉得紧张；还有些人觉得别人都不愿意跟自己接近，常常担心别人不是真的爱自己或想和自己在一起，有时他们又想完完全全融入另一个人，但这

< 124　　　　　　　　　　　　　　　异性交往缺乏制造"剩女"　125 >

往往会把人吓跑。

总的来说，安全型依恋的人更加容易跟别人建立亲密关系，并从中获得快乐；回避型依恋的人往往在亲密关系中投入较少，容易与恋人分手，常常会觉得孤单、寂寞；矛盾型依恋的人则通常在亲密关系中投入过多，会反复和同一个恋人分分合合，而且往往自尊水平较低。

婴儿与父母依恋关系的质量在很大程度上取决于她们所受到的照顾。心理学研究发现，能和自己的婴儿形成安全依恋类型的母亲，其抚养方式具有以下特点（见表3）：

表3　安全依恋的特征

特征	描述
敏感	对婴儿的信号能迅速做出正确反应
积极态度	对婴儿表现出积极的关心和爱
同步性	与婴儿建立默契、双向的交往
共同性	在交往中婴儿和母亲注意同一件事
支持	对婴儿的活动给予密切的注意和情感支持
刺激	常常引导婴儿的行为

如果母亲对婴儿有积极的态度，敏感地回应婴儿的需要，与婴儿建立了互动的同步性，为婴儿提供许多愉快的刺激和情感支持，婴儿就很可能会形成安全型依恋。反之，如果母亲对自己的婴儿缺乏耐心，对婴儿发出的信号反应不积极，并常对婴儿表现出消极感受，或者依照自己的情绪时而对婴儿无微不至时而又极为冷漠，那么就有可能使婴儿表现出回避型的依恋。

为了女孩将来获得健康的情感和家庭生活，在她很小的时候，父母就要特别关注她的需要，给她及时的照顾，帮助她形成安全的依恋关系。

建议2、让异性交往成为一种美好经历

让女孩的异性交往成为一种美好经历，父母有引导的责任。儿童青少年时

期的异性交往经验往往会影响到成年后的异性交往。北京大学精神卫生研究所的闫俊博士认为，如果父母对孩子的异性交往给予负面性质的评价，就有可能使孩子对异性交往形成消极的记忆，这种消极记忆会影响到孩子以后跟异性的交往。女孩的父母在教育女孩自我保护的同时，应该想方设法为女孩创造异性接触的机会，这样会使女孩对异性有直观的经验性的了解，这对她以后的恋爱和婚姻都大有裨益。

在住宅所在的社区里，让女孩跟男孩一起玩一些都感兴趣的游戏。

邻居就是一个很好的资源，现在独生子女很多，邻居的孩子可能也需要一个伴，孩子可以轮流"拼养"。

在朋友或亲戚聚会时，把各家的孩子都带上，孩子们最好和大人分开，大人一个群体，男孩女孩一个团体，让他们自主选择喜欢的活动。

需要特别注意的是，对于青春期女孩，千万不要给正常的异性交往扣上"早恋"的帽子，不要给正常的异性交往蒙上阴影。

建议 3、培养女孩与异性交往的能力

人类是由男性和女性组成的，异性交往是人际交往中一个非常重要的方面，异性交往能力也是一种非常重要的社交能力，它是需要培养的。

青春期是异性交往的关键时期。曾任《中国青年报》"青春热线"督导的龙迪博士长期接触青春期少男少女，她给出了两点很好的建议——群体交往和浅交。

66 一是群体交往。最好多参加有男女生同时参加的群体活动。对于男女生来说，同时与几个异性交往，他们可能不像面对某个异性那么紧张、羞怯，更容易自然地表达自己，这样有助于培养自己以平常心与异性相处。另外，在群体活动中，孩子们会更有机会了解不同的异性，因为人们在群体中的表现比他（她）在某个异性面前的表现更为真实。如果经常只和一位异性在一起，实际上也就失去了解其他异性的机会。

< 126　　　　　　　　　　　　　　　　　　　　异性交往缺乏制造"剩女"　　127 >

二是浅交。男女生不要一下子与某个异性确定很深的个人关系。青春期少男少女之间的好感很容易变化。常常是随着了解的加深，原来在他们眼中颇有好感的男孩或女孩可能就会变得不那么可爱了。如果没有经过深入了解，就将两个人的关系定性为恋爱，当感情发生变化时，会给双方带来不必要的伤害和麻烦。与多个异性保持平等、广泛的交往，有助于给两个人的关系发展留下一些余地。因此，不要刻意给两个人的关系贴上标签，任友情在岁月的长河中自由地流淌，看看五年、十年后彼此是否依然相互倾慕，到那时再决定对方是否就是自己的唯一。在这五年、十年的时间里，你尽可以让自己自由地发展。🎎

在幼儿园和小学时期，父母要根据独生子女缺少玩伴的特点，学会"以群制独"，创造机会让女孩与男孩在一起活动、游戏、玩耍，如几个家庭一起去郊外游玩、爬山、集体参观博物馆等。在此过程中，父母们可以放手，让男孩女孩自由交往，发生了冲突，鼓励他们自行解决，让男孩女孩自然地去体验性别差异的存在。

建议 4、发挥父教的独特价值

父亲对女儿的影响是巨大的，但这份影响是正面还是负面，取决于每一位父亲的作为。

作为异性，父教在女儿的成长过程中一定要发挥其独特价值，帮助她了解异性、欣赏异性。从婴儿时期开始，父亲就应该多花一些时间陪孩子游戏、玩耍。父亲要带女儿去领略男性的世界，一起从事体育运动、户外运动等。在这些活动过程中，女孩会以一个女性的视角去认知异性，男性的特点会很自然地印刻在女孩的脑海中。父亲当然可以直接告诉她一些有关男性的知识与事实，如对待同一件事情，男性会怎么想，女性又会怎么想。父亲这样的做法，无疑将有助于女孩对异性的了解，学会用欣赏的眼光去看待一个不一样的异性世界，这将有助于她将来的情感、恋爱与婚姻。

发挥父教的独特价值，父亲值得做的事情有很多：

每天下班后，父亲可以多陪女儿聊聊天，了解女儿的生活与学习。聊天时，父亲应避免说教，多倾听女儿的感受，多给予包容与理解。

与女儿一起去运动。散步、快走、跑步，都是很好的运动方式。父亲可以与女儿一起进行各种球类运动。当然，父亲与女儿可以去看各种比赛，如足球、篮球、排球比赛等。这些活动既能增进父女之间的情感联系，又能增进女儿对男性运动天性的了解。

父亲还可以与女孩探讨一些社会问题，帮助女孩了解不同的性别视角。

建议5、母亲要学会"放手"

女孩需要来自母亲的足够的关爱，但这种关爱不要过度，不要发展成为母女之间的过度依恋而纠缠不清，因为女孩有可能因为过度依恋母亲而不愿去探索新的亲密关系，她可能习惯于母亲营造的家庭"安乐窝"，从而失去了情感独立的动力。因此，母亲在养育女儿过程中要给予女孩足够的时间与发展空间，让她有机会和意愿去发展各种人际关系。

母亲要鼓励女孩与异性的交往，最好能创造机会，让女孩从小就很自然地接近异性、了解异性，认识一个不一样的男性世界。

"放手"的母亲还要敢于把女孩交给丈夫，让丈夫以男性特有的方式去教育女孩。

发现女孩之七：女孩的优势

女孩的优势主要集中在言语能力和情绪情感两方面。

一、言语能力

研究者已经基本达成共识：女孩的言语能力总体优于男孩。女孩获得言语、发展言语技能的年龄较男孩早。在整个学校教育阶段，女孩在阅读和写作测验中会获得更高的成绩，这种差异具有跨文化的一致性。

二、情感表达与敏感性

女孩比男孩更善于表达情感。2 岁女孩比 2 岁男孩更多地使用与情绪有关的词语。学龄前儿童中，女孩使用"爱"这个词的频率是男孩的 6 倍，使用"伤心"的频率是男孩的 2 倍，使用"疯狂"的频率与男孩相同。与儿子相比，父母与女儿更多地谈论情绪及与情绪有关的事件。

女孩的情感敏感性可以从多个方面予以解释：一是进化层面，因为女性承担抚育者的角色，长期的进化可能使女性在基因上发生了改变，以保证她们能为养育后代做好准备；二是父母的教养，从婴幼儿期开始，母亲就可能对女孩的情绪情感表现给予更多的回应。

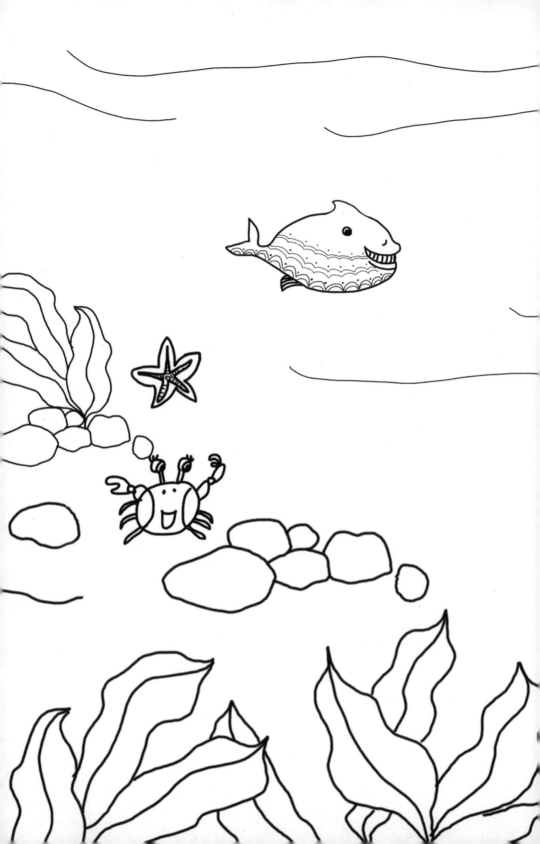

CHAPTER 8

女生也可能很暴力

不当的家庭教育是女生暴力的第一责任人。

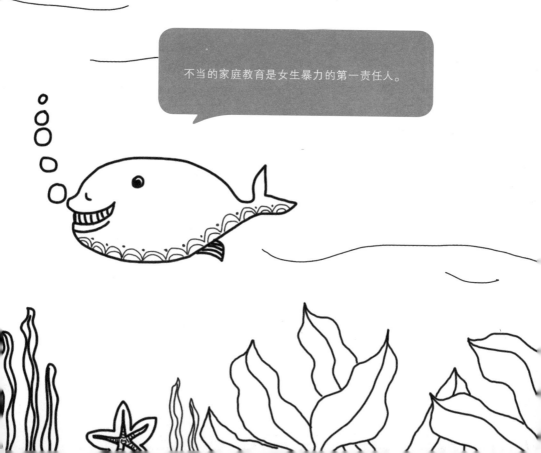

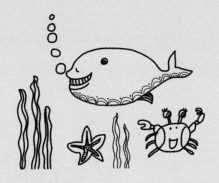

应对女生暴力：拯救女孩的 5 个建议

建议 1、健全人格的培养与爱的教育

建议 2、帮助女孩认识女生暴力

建议 3、引导女孩避免成为暴力的受害者

建议 4、不要"以暴制暴"

建议 5、把暴力伤害降到最低

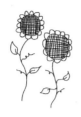

洛杉矶中国留学生酷刑绑架案

2016年5月9日，国务院教育督导委员会办公室向各地印发《关于开展校园欺凌专项治理的通知》。校园欺凌事件频发，已经引起国家层面的注意。

我们注意到这样一个事实：男孩更容易出现各种暴力行为与违法犯罪。在大部分人的印象中，女性往往以暴力受害者形象出现。

今天，一个颠覆性的现象出现了：野蛮女生越来越多，女生打架斗殴、群殴事件不时被媒体曝光。在接受记者采访时，长期从事青少年群体研究的广州市青年宫副主任陈冀京表示，"别说女生群殴，如今女生把男生暴打一顿的事件也越来越多了"。

针对女生暴力，有人感叹：见过野蛮的，没见过这么野蛮的。莎士比亚的名言"女人，你的名字是弱者"，或许应该被改写了。

2015年，一则"洛杉矶中国留学生酷刑绑架案"的报道轰动中美[①]，其细节令人发指，让人很难想象这样残酷的手段竟出自一些原本清纯美好的少女们。

① 揭中国留学生在美绑架案细节令人发指 (http://m.gmw.cn/2015-06/11/content_15949673.htm)。

👆 2015年3月30日晚，受害者刘怡然（音）收到小学同学陆婉清（音）的微信，约她到罗兰岗Honeymee冷饮店商量事情。因陆婉清过去打过刘怡然，两人关系已变得生疏。为了防止意外，刘怡然约好友卢胜华（音）陪她开车前往。不一会儿，冷饮店又来了几名来自中国的小留学生，其中包括被告翟芸瑶（音）、张鑫磊（音），以及随后过来的杨玉菡（音），他们在冷饮店待了一个半小时。在此期间，刘怡然被对方一伙人要求跪下长达 20 分钟，还让她用裤子擦地。

在法庭上，受害者刘怡然声泪俱下地控诉了 3 名被告对她的残暴罪行：扒光她的衣服、用烟头烫伤乳头、用打火机点燃头发、强迫她趴在地上吃沙子、剃掉她的头发逼她吃掉等。

刘怡然在证词中表示：翟芸瑶一年前曾因一些过节打过她，案发前两周又有人打了她，翟芸瑶也在场。所以，当 3 月 30 日晚陆婉清约她出来"商量事"时，刘怡然已有预感又要被翟芸瑶一伙人"教训"一顿。然而，尽管她带上男性朋友卢胜华以试图保护自己，但还是被翟芸瑶以"要商量女孩之间的事情"支开了。

卢胜华走后，翟芸瑶拿走刘怡然的车钥匙交给同伙"萱萱"，让她开车载着刘怡然和她的同伙一起前往罗兰岗公园。一下车十几名女孩便对刘怡然拳打脚踢，名叫 Victoria 和 Olivia 的两名中国留学生抓住刘的双臂，杨玉菡扒光刘的衣裤，之后用烟头烫伤刘怡然的乳头；另一名女孩毕嘉泽（音）还想用打火机点燃刘怡然的头发，但因刘怡然的身上被泼了冷水，才没有被点燃。

翟芸瑶让张鑫磊回家取剪子，回来后交给一群女孩把刘怡然的头发剪掉，还命令她把头发捡起来吃掉；有的女孩还抓住她的头发把她按在地上吃沙子，憋得她喘不过气来，头晕目眩；还有的女孩用手机拍下了刘怡然的狼狈相，其中包括她吃头发和赤身裸体的照片。整个折磨过程长达几小时，刘怡然被打得遍体鳞伤，脸部瘀青肿胀，双脚站不稳。

翟芸瑶、张鑫磊、杨玉菡等一群中国留学生殴打、绑架刘怡然后担心受害人报警，还想出了嫁祸于人的招数，胁迫刘怡然向警察谎称是男性朋友卢胜华殴打了她，声称如果刘配合说谎，她们都会为她作证，否则她不仅没有证人，还会受到更加残暴的皮肉之苦。

2016 年 1 月 5 日，涉嫌绑架、殴打和折磨同学的三名中国留学生翟芸瑶、杨

玉茵和张鑫磊，与检方达成认罪减刑协议，三人分别获刑 13 年、10 年和 6 年。🙶🙶

邯郸女生暴力案

下面是另外一个关于女生暴力的案例：

🙶🙶 2008 年 3 月 12 日晚 9 点左右，在河北邯郸某中学，女生小华打完热水回宿舍，走到三楼时听到脚步声，她抬头看了一眼，原来是两个不熟悉的女孩，便低头继续上楼。可能就是这"无意中的一瞥"，为小华连续两夜两次遭受殴打埋下了"祸根"。

第一次殴打：反复蹬踹两小时

3 月 12 日晚 22 点 30 分，宿舍熄灯后，同层楼 8 号宿舍读幼教专业的小林和小青等 7 名女生突然闯进小华的宿舍，小青粗暴地将小华从床上拽倒在地，劈头就问："你是怎么看我的？"

小华一脸疑惑："什么时候？"小青不依不饶："上下楼梯时，你没看我？"吓呆了的小华还没反应过来，就被掴了一巴掌，紧接着被拽倒在地，拽起，又被踹倒……7 名女生轮流出脚，小华鼻嘴出血，宿舍其他女孩都被吓傻了，不敢出声。

折腾到深夜 12 点半左右，7 名女孩才离去，临走时撂下一句话："我是某某班的，你要是告诉老师，明天还会收拾你，小心点。"

13 日早晨，小华没去上课，让同学帮她请了假。下午 14 点 40 分，小华感觉身体非常难受，再也拖不下去了，便去找班主任韩老师请假。小华脸上的伤痕引起了韩老师的注意，在韩老师的再三追问下，她道出了实情，但再三央求韩老师不要通知政教处。小华事后说，第一次被殴打后，她特别害怕被再次殴打，她打算认栽了。

第二次殴打：持续折磨五小时

13日17点15分，小华正在宿舍看书，突然，两个曾经参与施暴的女生走进小华的宿舍："你去告老师没有？"在得到小华否认回答后，两人仍不死心："为啥别人都说你去告老师了？"由于问不出结果，两人便愤愤离去。小华心想，总算避免了又一场灾难。

小华高兴得太早了……

13日22点30分，学校熄灯后，施暴的7名女生再次闯进小华宿舍，把她从床上拽下来，顺手拿起一块手巾塞住她的嘴，拖到斜对面的8号宿舍，对她一顿拳打脚踢。

小华还未弄清是怎么回事，施暴者就举起凳子砸向小华，其中一名施暴者小林说："为了打你，奶奶的手都疼了。"后来，施暴者改用饭盒砸小华的头，边打边问："是不是你向老师告的状？"

这时，小华才清楚被打的原因，但她硬撑着没有承认。

小林一把拽住小华的衣服说："让你不承认？"便把她推到墙角，用凳子砸、饭盒敲、铁棍打。小华被打倒在地，小林一脚踩住小华的背部，一边用校徽的胸针不断扎小华的面部，边扎边说："看你的脸都肿了，帮你放放血。"小华看形势不好，心想不交代实情暴打就不会停止，于是她向对方承认，是对老师反映了第一次被打的事情。事与愿违，施暴者开始变本加厉，小华被打晕过去了……

不知过了多长时间，小华被一盆凉水泼醒，才发现自己全身上下都湿透了，她身上的衣服也被全部剥光了，阴部湿乎乎的很疼。

这7个女生继续变着法子折磨小华，肆无忌惮地发泄自己的淫欲和兽性。她们用卫生巾黏贴小华的嘴部，一边黏一边说："姐姐对你多好，还给你贴个创可贴。"

她们逼着小华回宿舍拿两个凳子放在走廊上，逼小华躺在上面，她们用脚踩她的肩膀和腿。她们还在小华的肚子上放着一个饭盒，并要求饭盒不能掉下来，否则继续打，她们还喊来其他同学来围观。

紧接着，她们又让小华两腿夹住两个矿泉水瓶，穿上高跟鞋走路，不许让瓶子掉下来，否则继续殴打。

连续的殴打并未让施暴者有丝毫停歇，折磨小华的招数仍是一个接一个，往其脸上吐唾沫、让其吃卫生纸、用墨水在其胸部画玫瑰花、把打湿的卫生巾垫在其胸罩里为其"隆胸"。更为恶毒的是，用牙刷刷小华的阴道和屁股……手段残忍至极！

接着，7名女学生命令小华去三楼打了一盆水，倒入洗衣粉，让她洗头、洗后背。然后又灌了小华四大盅白酒，让她用白酒洗脸来刺激伤口。她们还让小华拿自己的衣服把她们宿舍的地面擦干净。

施暴者还命令小华蹲在地上，踩着小华的背上了上铺，并让小华叫她们"皇姑""皇后""奶奶"。

她们甚至用手机录像把整个过程都拍了下来，打算发布到网上……

14日凌晨3点多，暴行持续长达5小时后，她们让小华穿着湿衣服去宿舍睡觉。

临走时，她们拿走了小华的手机和钱包，把手机里的话费打完后，才把手机还给她。

当日早晨，小华因下身疼痛起不了床未能上课，老师到其宿舍看她。小华说出被打的事情……校方报了警。

受害者小华立即被送到附近的医院进行治疗。在医院里，稍微有点动静，小华就惊叫着醒来，无意间的开门声或走动声，也会让她陷入长时间的不安。小华说："我一闭眼，满眼都是她们的模样。"后来，由于出现行为异常，小华被转送至石家庄精神病医院。

7名施暴者中，5人被刑事拘留，2人因不够法定年龄而未采取刑拘措施。最终，施暴者受到了法律的严惩。"

女生暴力，绝非个案

被媒体曝光的仅仅是"冰山一角"。实际上，大多数的女生暴力都被隐藏了起来，女生暴力实际上很严重：

> 北京大学公共卫生学院青少年卫生研究所陈晶琦教授领导的课题组 2005 年对广东、浙江、湖北、陕西、黑龙江、北京等 6 个省市的 4327 名大中专学生进行的调查显示，46% 的女生经历过身体暴力，55.4% 的女生经历过精神暴力，28.5% 的女生经历过性虐待[1]。
>
> 司法部预防犯罪研究所组织的"校园暴力研究"调查显示[2]：6.2% 的女生表示发生过被人打的事件，8.2% 的女生发生过被人歧视或孤立排斥的事件，7.9% 的女生赞成为了解决问题而采用暴力手段，17.1% 的女生认为同学间的推搡、打架不属于校园暴力行为。
>
> 对 488 名职校女生欺负行为的调查显示[3]：有 11.7% 的女生"一个月发生两三次或更频繁"地受欺负；7.8% 的女生"一个月发生两三次或更频繁"地欺负他人；而"每周一次或更频繁"地受欺负和欺负他人者分别为 3.4% 和 1.2%；还有 3.7% 的女生既属于欺负者，也属于被欺负者。在受欺负者的自我报告中，直接言语欺负的发生率为 34.8%，间接欺负的发生率为 34.2%，直接身体欺负的发生率为 10.8%。
>
> 对北京市两所中学的调查显示：在 206 名被调查的女生中，有 106 人受到过不同形式的同伴欺负。
>
> 对初中女生欺负问题的研究显示[4]，普通初中学校女生中，受欺负者所占比例为 8.8%，欺负者比例为 0.8%。

[1] 孙云晓主编：《独生子女教育启示录》，江苏教育出版社，2009 年。

[2] 张莹：群体效应视角下的女生校园暴力分析，《消费导刊》，2007 年 8 月。

[3] 赵莉，初中女生受欺负特点及相关因素的研究，《首都师范大学硕士论文》，2004 年。

[4] 张文新等：中小学欺负问题中的性别差异的研究，《心理科学》，2000 年第 4 期。

< 138　　　　　　　　　　　　　　　　　　　女生也可能很暴力　139 >

国外的情况也较为类似：

美国儿科学会会刊发表的一份研究报告显示[①]：发达国家的少女们正在越来越暴力。对 35 个发达国家、10 万多名 11～15 岁青少年的调查显示：在过去 12 个月内至少和人打斗过一次的苏格兰少女比例高达 29％，美国为 25％，俄罗斯为 21％，芬兰为 13％。

在德国，根据警方的观察，结成团伙的女孩施暴现象越来越多。暴力犯罪的女孩数量也有惊人的增长。来自德国的统计发现[②]，1995～2000 年，21 岁以下的女性犯罪嫌疑人几乎上升了三分之一。1995 年 21 岁以下的女性犯罪嫌疑人约为 125000 人，2000 年达到 163000 人。女孩斗殴的严重性和残酷性与施暴的男孩相比已没有差别。

[①] 温蕊：校园女生暴力事件频发有 3 大诱因，《北京科技报》，2006 年 3 月 15 日。

[②] 西尔维娅·施奈德（德）著，曾汉泉等译：《阳光女孩：给父母的女孩教育手册》，湖北教育出版社，2006 年。

知识链接

女生校园暴力的特点

与男生相比，女生的校园暴力行为具有以下三个鲜明的特点：聚众性、虐待性和持续性。

聚众性

男生中的校园暴力往往以"单挑""群殴"为常态，一般具有人数上的对等性。以大欺小、恃强凌弱，男生凭借的是自身身体条件的优越性。女生则多选择以多欺少、以众欺寡的方式。对一个被害人，施暴者少则两人，多则十几人，以此弥补生理条件上的不足，用人数上的绝对优势迫使受害人乖乖就范。

媒体报道的案例中聚众人数最多的一次，加害人多达 18 人。

虐待性

男生的校园暴力行为一般说来攻击性很强，通常给被害人造成严重的身体损伤。与此不同，女生的施暴行为并无明显的暴力攻击倾向，但其表现出来的虐待倾向则令人触目惊心，加害人往往寻求精神刺激，享受任意摆布弱者的乐趣，以满足自己凌驾于他人之上的心理优越感，给被害人造成的精神上的恐惧和伤害远远胜过身体上的伤害。其虐待花样之多，手段之恶劣，危害性比男生的野蛮粗暴行为有过之而无不及。

持续性

男生的暴力过程时间一般较短，通常是"一打走之""一抢了之"的疾风暴雨般的攻击行为。与之截然相反，女生的虐待过程则往往持续相当长的时间，一般都在几个小时以上。加害的众人往往乐于享受施虐过程给她们带来的刺激和快乐，对被害人来说则是漫长而可怕的噩梦。在已知的施暴行为中，时间最长的一次持续了 36 小时。

暴力女孩，谁之过？

"以暴制暴"的家庭教育方式

许多父母从小就向孩子灌输"以暴制暴"的观念，在学校里不要吃亏。一些女孩的父母认为女孩本身就处于弱势，要从小就教育她"打要还手，骂要还口"，只有这样，长大以后才能不被他人欺负。

正是由于这种教育方式，培养了许多暴力女生。司法部预防犯罪研究所组织的"校园暴力研究"调查显示：7.9%的女生赞成采用暴力的手段解决问题。

从小就养成的这种"以暴制暴"的解决问题方式，会自然地变成一种习惯，一旦感觉被人欺负时，就会习惯性地拳脚相向。

< 140   女生也可能很暴力   141 >

有一些女孩的父母本身就是这种"以暴制暴"的"楷模"。在家里，夫妻经常拳脚相加，当女孩做错事情或激怒父母时，往往也会受到暴力惩罚。从小在这种环境下，女孩很快就会习得这种处理问题的方式。她们对暴力已经见怪不怪，遇到冲突时就会自然地模仿父母的暴力行为。心理学的大量研究数据证明：在家庭暴力较频繁的家庭中长大的孩子，实施暴力犯罪的可能性更大。

不当中性化助长"暴力女"

不当的家庭教育是女生暴力的第一责任人。上海社会科学院青少年研究所所长杨雄研究员认为，"独生子女中性化"助长了女生暴力[①]：

> 66 女生暴力事件的增多，与近年来愈演愈烈的独生子女"中性化"密切相关。因为家中只有一个女儿，很多家庭都实行把女孩当男孩来养的家庭教育，他们认为这样调教出来的女孩，性格外向张扬，未来才具有竞争力，但与此同时，这些女孩就有可能趋于粗鲁、野蛮，她们被教导要像男生那样强势，但并不知道这种强势更多的是一种内心感受，她们盲目模仿男生抽烟、爆粗口，甚至打人，并引以为荣。99

杨雄认为，如果"中性化"是男女两性相互吸收借鉴对方的长处，那么就是一件好事；但如果偏偏吸取了对方的短处，结果只能事与愿违。他认为，许多女孩的父母其实误解了"中性化"，认为"中性化"就是"让女孩像男孩一样强横，这样走到社会上才不会吃亏"，这种家庭教育的背后其实是一种"弱肉强食、尔虞我诈"的价值观在作怪。

"双性化"绝不是"中性化"，双性化是指男女双方互相借鉴

①孙立梅："女当男养"造就"暴力女"，"熊妞们"很暴力也很孤单，《新闻晚报》，2009 年 10 月 31 日。

对方的优点，而不是优点没有学到，缺点学了一大堆。暴力女生就是"中性化"误入歧途的表现。

双性化理论

很久以来，人们一直把男性化和女性化看作是单一维度的对立两极，传统的性别角色也把某些特点赋予一定的性别，如男性的勇敢和女性的温柔。

后来，心理学家桑德拉·贝姆提出了"双性化"的概念，以"帮助人们从性别刻板印象的禁锢中解脱出来"。贝姆反对把男性化和女性化看作单一维度的对立两极，而认为男性化和女性化是相对独立的特质，可以看作两个相对独立的维度，一个人可以同时在两个维度上得分很高，即同时具备男性特征和女性特征，这样的人被贝姆称作为"双性化"个体。贝姆认为适应最好的就是双性化的个体。与双性化个体相对应的，那些具有较多男性特征的人属于男性化个体，具有较多女性特征的人属于女性化个体，而既缺乏男性特征又缺乏女性特征的人属于"未分化"个体。

双性化理论是一个具有开拓意义的理论。众多研究表明，双性化的个体是存在的，双性化的个体也具有一定的优势，能更好地适应社会。

暴力媒介的影响

媒介暴力是指电影、电视、电子游戏、报刊等媒体含有或刊载暴力内容。有人认为，现代媒介有两个永远的主题：一是拳头，代表暴力；二是枕头，代表性与色情。

媒介暴力所塑造的暴力文化对儿童青少年具有极大的危害作用。以电视为例，数以百计的实验与调查研究表明：观看暴力电视节目会助长暴力行为，经常观看电视暴力节目的儿童青少年更具敌意和攻击性。

观看电视暴力增强儿童的攻击性主要是通过两条途径进行的。第一条途径是直接途径：观看电视暴力增长了儿童的攻击倾向，这种攻击倾向又刺激了他们对电视暴力的兴趣，而这反过来又进一步刺激了他们的攻击性行为。第二条途径是间接途径。这种间接途径主要体现在两方面，一是改变了他们对真实世界的认识，长期观看电视暴力会给他们灌输"残酷世界观"，即认为世界是充满着暴力的，暴力是人们解决问题的主要途径；二是对暴力行为的"去敏感化"，长期接触暴力电视，提高了儿童青少年对暴力行为的容忍度，对暴力行为习以为常、漠不关心。

无所不在的暴力文化

中国政法大学的皮艺军教授是研究青少年犯罪的专家，他非常关注暴力文化对儿童青少年的毒害作用，认为"校园女生暴力案件的增加和现在普遍存在于青少年中的暴力文化是密不可分的"。皮艺军教授表示[1]：

①温蕊：校园女生暴力事件频发有 3 大诱因，《北京科技报》，2006 年 3 月 15 日。

　　❝ 暴力文化已经成为现代文化生活中部分成年人不可缺少的文化享受，暴力文化的商品化自然成为商家的最大卖点。虽然我国有关青少年问题的法律中都禁止孩子接触暴力文化，但在现实中却基本没有可操作的限制性规定，对此基本上处于放任状态。对于容易吸收外界信息且分辨能力和自我控制能力都不够成熟的青少年来说，很难不受到影响。这是产生青少年暴力倾向的重要原因之一。

另外，大众媒体对暴力限制太少，虽然我国一直都在限制色情和暴力内容的传播，但在实际做法上往往是限制色情不限制暴力。在影视文学作品、音像制品、小报小刊、电子游戏中，孩子可以十分方便地接触到暴力场面。特别是我国对影视作品中的暴力没有分类，更没有因为其中有暴力内容而限制孩子观看。**"**

①李文婷：女生群体暴力行为之研究，《中国政法大学硕士论文》，2008年。

根据司法部预防犯罪研究所"校园安全"课题组对北京地区三所普通中小学的调查表明[①]：在被调查的400多名女生中，77.7%的女生回答"取笑、作弄其他同学不属于校园暴力行为"，55.1%的女生回答"同学间发生语言争执，如吵架、骂人不属于校园暴力行为"，63.1%的女生回答"用语言侮辱其他同学，如叫侮辱性的外号、说脏话，不属于校园暴力行为"。

培养女孩好榜样："法官妈妈"尚秀云

在北京有一位名叫尚秀云的法官，她被人们亲切地称为"法官妈妈"，新闻媒体也曾报道了她的感人事迹。

尚秀云是我国第一代从事少年刑事审判的法官，20多年来，她坚持"教育、感化、挽救"的方针和"寓教于审、惩教结合"的原则，依法公正高效地审理了近千件未成年人刑事案件，共判处未成年犯1100人，有270人判处了非监禁刑，其中有24人考上了包括清华大学、北京理工大学在内的高等院校，有100多人考入了各类专业学校，有8人因确有突出的悔改表现而减刑，利用"判后救助基金"救助流浪、残疾、失足少年10余名，其他人也都自立自强，成为遵纪守法的公民，重新犯罪率仅为0.8%。

下面就是尚秀云工作中的一个例子：

❝ 17岁的少女小丽（化名），因盗窃被起诉至法院。通过社会调查，尚秀云了解到，小丽系违规超生的孩子，父母为逃避处罚，将襁褓中的小丽送与他人抚养，直到八九岁时才将她接回家中。童年被"遗弃"的遭遇，使小丽对父母心怀怨恨，身边虽有两个品学兼优的姐姐，她却我行我素，从不主动与家人交流。初二时，小丽因沉迷网络而经常旷课，为此，父母给她下过跪，也曾用麻绳鞭打她，都无济于事。后来，小丽偷拿家里4000元人民币，离家出走跑到北京，钱花光后，身无分文的她又不愿回家，便把手伸向了大学教室里的财物。

经分析，尚秀云认为自幼缺乏对父母的亲情依恋和对家庭的归属感，是小丽犯罪的主要原因，如果简单的轻判了之，而不解开小丽的心结，她很可能会重蹈覆辙，便决定将化解小丽与父母的感情隔阂作为对她教育、挽救的感化点。

庭审前，尚秀云多次与小丽的父母深入交流，指出其教育方式的失误，并让他们准备了一封情真意切的致歉信，在法庭上宣读。庭审中，尚秀云进一步发挥公诉人、辩护人、法定代理人的作用，共同对小丽进行了法制、道德、亲情和人生观教育，使其内心的坚冰初步消融。庭审后，尚秀云还邀请心理专家对小丽及其父母共同进行心理疏导。让小丽父母讲述当初迫不得已将小丽送给他人的痛苦和无奈，小丽被羁押期间父母日夜对她的牵挂，使小丽体会父母对其难以割舍的亲情。尚秀云准确地把握住了小丽的心理脉络，一句句富有启发性的话语犹如润物细无声的春雨，滋润了小丽的心田。小丽含泪向父母倾诉了真实想法。父母惊喜地说："以前打得再狠都没见俺三妮儿掉过一滴泪，多亏尚法官，让我们听到了孩子的心里话。"

综合案情，合议庭决定对小丽从轻判处并适用缓刑。尚秀云还特意选择在她十八岁生日当天宣判，在法庭上为她举行了一次特殊的成人礼，并送上了精心制作的法官寄语，当小丽听到妈妈说"我们已经准备好，迎接一个崭新的你回家"时，亲情长期受到压抑的小丽痛哭着扑进了妈妈的怀抱，小丽的父亲激动地说："多谢尚法官做了这么多工作，让俺们一家不光人团圆了，心也团圆了。"

经过两年来不懈的跟踪帮教，小丽已考取了一所职业学校，还加入了共青团。两年前那段让她难以忘怀的经历，真正成为引导她寻找正确人生方向的航标。

这一份奇迹的创造源于尚秀云母亲般的情怀，失足少年在她的感化下重归人生正路。

应对女生暴力：拯救女孩的 5 个建议

应对女生暴力，父母的责任非常大。好的父母，可以通过教育避免女儿受到暴力的侵害；好的父母，即使当女儿受到暴力侵害时，也能把这种危害降低到最低点；好的父母，更不会让女儿成为暴力事件中的施暴者。

在校园暴力方面，作为女孩的父母有两个目标：一是不能使自己的女孩成为施暴者，二是避免自己的女孩成为暴力行为的受害者。

建议 1、健全人格的培养与爱的教育

第一，健全人格的培养。在诸多的预防措施中，健全的人格健康是最为根本的，它是教育的核心，更是家庭教育的核心。健全人格的培养既可以让女孩成为暴力的受害者，更可能避免女孩成为暴力的加害者。

< 146   女生也可能很暴力   147 >

什么是健全人格？健全人格可以理解为孟子所说的"四心"，即恻隐之心、羞恶之心、辞让之心、是非之心。如果一个女孩有这四个"心"，能做到"仁义礼智"，校园暴力将与她远离。

第二，爱的教育。培养健全人格，具体到预防校园暴力方面，首先要进行爱的教育，即爱自己、爱他人、爱社会。爱自己的人，不会成为暴力的加害者，因为她不会拿自己的前途和将来去冒险，不会去惹是生非、寻衅滋事，她会想方设法地去化解矛盾，避免成为别人施暴的对象。爱他人的人，会珍惜他人，不会成为施暴者，同时爱他人的人，他人也会爱他，双方相互体谅、尊重，就很难发生暴力冲突。爱社会的人更不会用暴力去危害他人和社会。

要让女孩爱自己、爱他人、爱社会，父母就要给女孩足够的关爱。暴力女生多数来源于缺少关爱与温暖的家庭。缺少关爱使她们很容易形成攻击型人格，最终成为校园暴力事件中的施暴者。因此，各种情感支持系统，特别是父母的关爱对女孩显得尤为重要。

建议 2、帮助女孩认识女生暴力

在女生暴力事件中，有些女生并没有真正认识到什么是"暴力"行为，不知道暴力行为会对他人造成怎样的伤害，以及暴力行为应当承担怎样的法律责任。这些女孩中，有一些稀里糊涂的成为暴力的帮凶，有一些则在受到暴力侵害时选择忍气吞声。因此，父母有责任引导女孩认识暴力行为。

什么是暴力呢？第 49 届世界卫生大会 (1996) 首次明确将暴力定义为"蓄意滥用权力或躯体力量，对自身、他人、群体或社会进行威胁或伤害，导致身心损伤、死亡、发育障碍或权利剥夺的一类行为"。

父母引导女孩认识这个定义，既可以使女孩避免因无知而成施暴者，又可以使女孩知道自己是否受到了暴力侵犯。在联合国儿童基金会发起的儿童暴力预防和干预项目中，所采用的儿童暴力定义取自于联合国《儿童权利公约》第

19条，即"任何形式的身心摧残、伤害或凌辱，忽视或照料不周，虐待或剥削，包括性侵犯"等对儿童造成伤害的行为。

父母还要引导女孩了解校园暴力带来的各种危害。女生暴力，会对受害者造成严重的伤害，这种伤害不仅是肉体上的，更重要的是心理上的。严重暴力伤害所造成的心理阴影有可能会伴随一生。对施暴者本身来说，其实也是一种伤害，她们会受到法律的惩罚，同时她们的行为所暴露出的人性阴暗也会使她们受到良心的谴责。

最后，父母一定要告诉女孩暴力行为的法律责任。这既可以震慑暴力，又可以教女孩如何用法律武器保护自己。

建议3、引导女孩避免成为暴力的受害者

怎么样让女孩避免成为暴力的受害者呢？北京慧源心理与教育研究中心咨询师肖峰的三点建议值得父母们借鉴。

第一，注意不要冒犯别人的自尊和隐私。几乎每一个人都会有一些软弱的敏感区和危险的避讳区，此区域好像是一片雷区，是主人有意识或无意识小心呵护的地方。

第二，注意和他人特别是与自己可能有矛盾的人及时沟通。应当经常主动地同他谈论学习和生活，使他有陈述自己想法的机会。

第三，对那些有攻击或潜在攻击倾向的人，平时最好敬而远之，实在躲不开时，须注意言行举止不卑不亢，不要摆出一副傲慢或过于害怕的样子。当受到暴力攻击时，切忌用激烈的言辞激怒对方，可用表示顺从或答应对方条件的"缓兵之计"来脱离险境。

建议4、不要"以暴制暴"

暴力行为往往是恶性循环的结果，许多暴力女生往往也同时是暴力的受害者。比如，从小就受到父母的殴打，或受到同伴的欺负和殴打，使她们最终学

< 148　　　　　　　　　　　　　　　　　　女生也可能很暴力　　149 >

会"以暴制暴"，把暴力作为解决问题的唯一途径。

因此，父母要以身作则，不要用暴力来解决孩子的教育问题。要通过其他更有智慧的手段来处理亲子冲突和人际冲突，为自己的孩子做出表率。

在教育孩子的过程中，父母千万不要鼓励或变相支持"以暴制暴"，父母要有意识地引导孩子去寻找暴力之外的解决问题的途径，比如协商谈判等，以此培养孩子冷静处理问题、协调人际关系及抗挫折等方面的能力。

建议 5、把暴力伤害降到最低

如果暴力侵害真的发生了，面对暴力，女孩该怎么办？父母在平时就要让女孩知道：

第一，生命是最珍贵的，生命只有一次，在遭受侵害时，生命的价值大于其他一切价值；

第二，尽量保持冷静，看是否有逃脱的机会；

第三，不要进一步激怒施暴者，以免伤害升级；

第四，一旦逃脱，迅速报警，以利警方在第一时间抓住施暴者。

在暴力侵害发生后，应该如何安慰遭受暴力侵害的女孩？

父母要做到如下几点：

第一，告诉她现在安全了，并时刻陪伴在她身边；

第二，鉴于遭受暴力侵害的女孩容易出现自责心理，认为自己的不当言行导致了对方的暴力行为，因此父母不能指责她，而是应该慢慢引导她，反复地明确告诉她"这不是你的错"；

第三，除非必要（如警方询问），不要让她去回忆暴力侵害的场景，以免二次伤害；

第四，如果受害女孩产生较为强烈的心理反应，且持续时间过长，建议去进行专业的心理咨询。

当暴力侵害发生时，父母一定要坚定地站在孩子一边，父母应该把保护孩子免受暴力侵害当作自己的责任。

对此，父母的选择有很多，可以带着孩子去找暴力实施者，告诉他们你的态度和他们的行为可能带来的后果，也可以去找暴力实施者的父母进行沟通协商，平静但很严肃地告诉对方父母事件的过程和结果，讲明自己的态度，取得对方父母的理解和支持，当然，父母还可以与孩子所在学校的管理人员和老师沟通，争取他们的支持与帮助。

知识链接

受到暴力怎么办？

如果遭遇暴力威胁或侵害，该怎么办？中国社会科学院新闻与传播研究所研究员卜卫给出了一些建议：

1. 相信正义在你一方，不要因为受到暴力而感到自卑和沮丧，这是对方的错，不要害怕对方。

2. 如果你经常受到欺负，要考虑一下谁是经常欺负你的人，为什么欺负你，在什么情况下会欺负你，如果你有足够的准备或在家长的帮助下，去找经常欺负你的人谈话，严肃地告诉对方你不能容忍他的欺负。

3. 寻求父母或其他成年人的帮助。受到暴力侵害，尤其是经常受到暴力侵害，一定要如实告诉父母，并坦白自己受屈辱的感受。受到暴力侵害的情况应该公开出来。

4. 尽量避免一个人待在有可能遭受暴力侵害的地方。

< 150　　　　　　　　　　　　　女生也可能很暴力　　151 >

5.寻求朋友的帮助。将你的情况和感受告诉要好的朋友，取得他们的理解。在可能遭受新的暴力侵害时，尽量与朋友在一起，或者要求父母护送。

6.尝试在班里解决这个问题的可能，比如，在老师的帮助下，通过主题班会、队会、黑板报等形式公开讨论这个问题，联合所有受过欺负的同学讲述自己的经历，表达自己的意见，在班里形成谴责暴力的舆论。

7.如果你经常受到贬低、辱骂、起哄，尽量不要表现出你的烦恼或气愤。想想你未来的目标、你的朋友们、爱你的父母，以及生活中一切美好和重要的事情，将这种欺负的影响降至最小。但事后，你要解决它。

8.如果你的学校有心理咨询老师，请求他们帮助，告诉他们你的恐惧和担心，向他们讨教如何对待暴力侵害的方法。

9.即使在害怕的时候，也要自信地走路。

10.如果你告诉父母你正在受欺负，父母不理会你的话，请将下面的"给父母的建议"读给他们听。

来自卜卫——给父母的建议

1.请重视孩子对你说的每一句话，从中可能捕捉到严重影响他身心健康的信息。

2.了解孩子在学校生活的情况，了解儿童中的暴力情况，经常与孩子讨论这个问题，鼓励孩子将自己的或朋友的情形和感受说出来。

3.即使孩子不谈，也要主动了解孩子在学校的情况，及时帮助孩子解决问题。

4.当孩子向你寻求帮助时，记住，可能是他（她）鼓足了勇气才说出来，可能他（她）仍然受到严重威胁，所以要及时拥抱和安慰孩子，仔细听孩子诉说。

5.孩子间的暴力行为不是孩子们中间的小事，不能看作儿童生活中正常的现象，也不要认为这是儿童成长的一个必然过程，要重视帮助受到暴力侵害的孩子。

6. 不要指责孩子"窝囊"或"欠揍"，责备将造成"二度伤害"。

7. 在大多数情况下，不要教孩子去报复对方，除非需要自卫或"正当防卫"。

8. 教会孩子捍卫自己的尊严和自我保护的方法，告诉孩子父母会随时保护她，必要时要接送孩子或给孩子提供即时通讯的手段等。

9. 不要认为儿童的事情要儿童自己来处理。暴力侵害是严重影响儿童身心健康的问题，况且暴力侵害常常发生在力量悬殊的儿童中间，比如高年级孩子欺负低年级孩子等，儿童几乎没有能力自己解决这个问题。父母不能不去"干涉"。父母应把保护孩子免受暴力侵害视为自己的责任。

10. 在孩子遭受暴力侵害后，父母应详细了解情况，包括谁经常欺负自己的孩子，因为什么欺负，如何欺负等。将孩子的话记录下来，然后可以带孩子或自己去找欺负他的孩子谈话，了解并核实情况。不要将欺负自己孩子的儿童当作敌人进行威胁恐吓，这是以暴治暴。要严肃地告诉对方，孩子受到的一切，是对孩子的伤害，作为父母，你不能容忍自己的孩子遭受任何形式的暴力侵害，一定要解决这个问题。同时，告诉对方，同学之间应该互相尊重，你将很高兴看到他们能够互相尊重和帮助。

11. 必要时，也可与欺负者的父母协商解决问题。平静但很严肃地告诉对方父母事件的过程和结果，讲明自己的态度，取得对方父母的理解和支持。

12. 孩子在学校里受到暴力侵害，学校也有责任。父母也可尝试与老师协商解决问题。如果老师不太理解或不太重视，可先收集其他孩子的类似经历，写成报告，以显示问题的严重性和普遍性，然后正式递交给学校或负责的教师。

发现女孩之八：女孩的不足

与男孩相比，女孩存在以下显著但微小的不足。需要特别注意的是，这种不足是指群体层面的，并不能据此判断某一个女孩在某一方面存在不足。

一、空间能力

空间能力，指从不同空间维度知觉某一现象的能力。把平面图形解读为立体图形或辨别方向时，就需要空间能力。多数研究者认为，男孩的空间能力优于女孩。空间能力的性别差异在个体生命初期就已出现，而且贯穿生命全过程。

与空间能力相一致的是男孩的数学能力要优于女孩。从青春期开始，男孩在算术推理测验上表现出了相对于女孩的微小但持续的优势，但这种优势并非是全面的优势，女孩在运算技能上比男孩强，在基础数学知识方面和男孩旗鼓相当，在数学推理、几何等方面则落后于男孩。

二、数学能力

研究表明，在青春期以前，男孩和女孩的数学能力没有表现出显著的差异。从青春期开始，男孩逐渐在数学能力上占有优势。相对于女孩，男孩在算术推理测验上表现出微小但持续的优势，男孩掌握着更多的数学问题解决策略，因而在复杂的几何问题上比女孩有更好的成绩。男性在数学问题上的优势在高中阶段最为显著，有更多的男性在数学上表现出了惊人的才能。

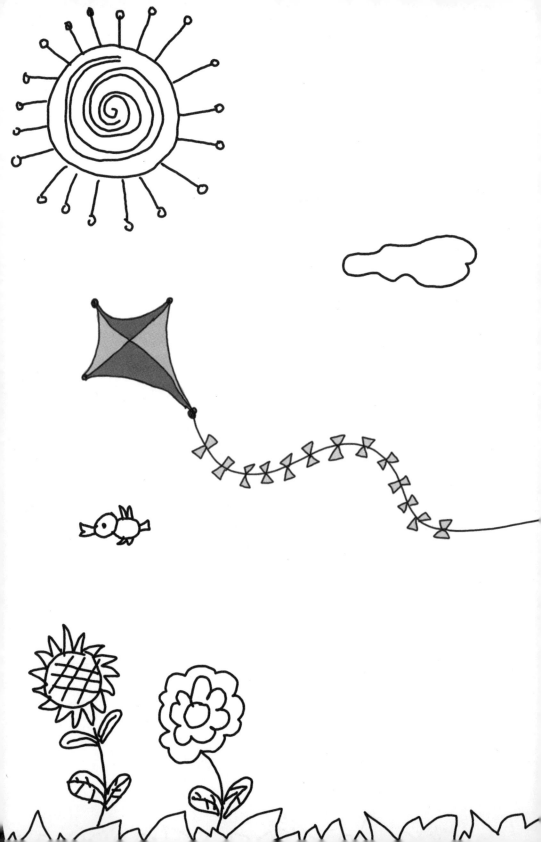

CHAPTER 9
女生体质健康持续下降

> 必须让人们认识到，健康并不代表一切，但失去健康，便丧失一切。
> ——前世界卫生组织（WHO）总干事马勒博士

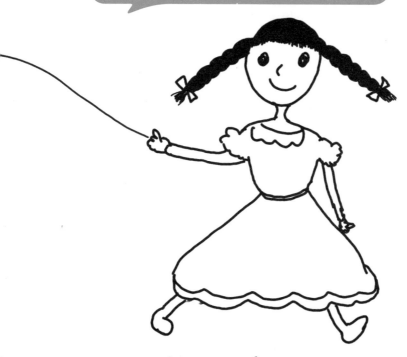

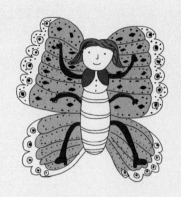

提高女孩的体质：拯救女孩的 5 个建议

建议 1、明白体质健康对女孩的重要性

建议 2、树立健康新理念

建议 3、父母要学会给女孩 "减压"

建议 4、均衡女孩的日常饮食

建议 5、加强女孩的体育锻炼

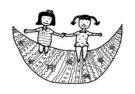

女孩体质健康危机正在不断加重

2009 年，上海市嘉定区对该区 3116 名高中女生进行了腰围、胸围、臀围、身高及体重项目的测试。测试结果差强人意：

腰围：大于标准值 4.36 厘米；

臀围：大于标准值 1.54 厘米；

胸围：小于标准值 2.35 厘米；

体重：大于标准值 1.18 公斤。

可见，有相当部分高中女生正处于"亚健康水平"。

这不仅是一个嘉定区的特殊情况，在上海市，甚至整个中国，情况都差不多。中国女孩的体质状况不容乐观。

相关调查显示，从 1995 年到 2005 年 10 年间，7–18 岁中国女生在身体素质的所有指标上均持续下降：肺活量更低，短跑速度更慢，下肢爆发力更差，身体力量更小，耐力更不持久。以肺活量为例，2005 年，中国女生的肺活量相较于 1995 年下降幅度超过 10%。

中日学生体质比较的数据表明[①]：2000 年和 2005 年，7–17 岁中国女孩在 50 米跑、握力和跳远三个项目上成就均普遍落后于日本女孩，中国女孩跑得比日本女孩更慢，握力更小，跳得更近。

[①] 周爱光、陆作生：中日学生体质健康状况的比较及其启示，《体育学刊》，2008 年第 9 期。

营养：低体重与肥胖同时并存

近些年，中国女生营养不良的比率减少了，但体重超标及肥胖状况变得严重了。1995-2005年10年间，7-22岁中国女生的营养状况得到较大的改善，除"中度以上营养不良"的比率稍有提升以外，"轻度营养不良""较低体重"的比率在降低，"正常体重"的比率在提升，这些都是好现象。但从根本上来说，中国女生的营养不良问题并未得到解决。

2005年，城市女生的"较低体重"的检出率仍高达26.72%，乡村女生的检出率为28.43%。更为引人关注的是，超重及肥胖问题正变得日益突出，形成了一个新的健康问题。

贫血

贫血状况，可以通过"低血红蛋白"进行粗略性的反映与筛查。近些年，尽管中国女生的"低血红蛋白"检出率有了较大幅度的下降，但女生的贫血状况未得到根本性好转，"低血红蛋白"检出率仍然很高。

视力不良

中国女生的视力问题可用八个字形容：居高不下、日趋恶化。女生视力不良检出率呈逐年上升的趋势：

1995年，18岁组城市女生的视力不良检出率为77.90%，2005年上升为85.65%；

1995年，18岁组乡村女生的视力不良检出率为70.00%，2005年上升为79.96%；

1995年，19-22岁组城市女生的视力不良检出率为82.40%，2005年上升为83.48%；

1995年，19-22岁组乡村女生的视力不良检出率为78.60%，2005年上升

< 158   女孩体质健康持续下降   159 >

为 84.46％。

从小学到大学，配戴眼镜的女生越来越多。

没有好身体，难有好成绩

体质健康与学习成绩之间存在密切的关系。要想孩子有好成绩，好身体是基础。

美国曾对 1989 名五、七、九年级学生进行了调查，调查的结果显示：体质好的学生，学习成绩比较突出。

这项研究发现：

初高中学生在一英里的跑步 / 步行体质测试中，用时每多出一分钟，考试成绩就会下降一分以上。

将近三分之二 (65％) 的学生体质没有达标。与这些体质未达标的学生相比，体质达标的学生的平均成绩更高。

与体重正常的学生相比，超重与肥胖学生的考试成绩明显较低。

基于此研究结果，相关的研究人员建议学校和父母要留意体质与学习成绩之间的关系。他们认为：要充分发挥人脑功能，"最好保持健康的体质及健康的体型"。

从这个研究中，我们不难看出，身体好和学习好并不相互矛盾，反而是相互促进的。如果没有好的体质作基础，中学时期巨大的学业压力有可能损害女孩的体质，反过来危及其学业成绩。

好体质，女孩一辈子的健康与幸福

北京师范大学体育与运动学院的毛振明教授认为体育是一种"童子功"，有些项目过了一定年龄就不可能有好的发展了，有些身体锻炼过了一定阶段，效果就没有了。

对于女孩来讲，儿童青少年阶段，尤其是青春期，是其体质形成的关键期。研究指出，在关键期，体育锻炼对体质的提升最为明显，可以充分发掘个体的运动潜能。如果错过这一体质发育的关键期，将来即使再努力，个体体质也很难有大的提升。

一个女孩在儿童青少年时期的体质及健康状况，必将影响到她以后的生活和职业表现。

身体是"载知识之车而寓道德之舍"。体质不行，健康有问题，对女孩来讲，不仅危害当今，而且遗患未来。

知
识
链
接

女孩体质发展的关键期

在青少年时期，身体各项素质均有一个最快发育时期，也就是"敏感期"。关于敏感期，学者萨斯洛夫撰文指出：

在身体形态特征上，女孩的成长最快期比男孩早两年，在性成熟时，女孩身高和体重的最快发展期要早于男孩一年或两年。女孩身体的形态特征发展最快时期在12-15岁。

< 160　　　　　　　　　　　　　　　女孩体质健康持续下降　　161 >

在力量特征上，女孩力量耐力的最大发展时期是 16-18 岁，速度力量的最初发展时期是在 7-8 岁，其最大发展速度时期是在 12-16 岁。

在耐力特征上，男孩和女孩的最大耗氧量都是随年龄的增长而提高的。有氧能力发展的最敏感时期是在性成熟时期。在 12-16 岁之间相应的耗氧量几乎保持不变。事实证明，青少年在 12-13 岁无氧耐力发展甚微，而到了 16-20 岁（生理成熟时期）才会有更实质性的发展提高。

在速度特征上，不同运动中的速度素质发展是从 7 岁开始的，最快的发展提高是在 14-17 岁。肌肉反应速度的最显著发展是在 7-11 岁。其中对复杂运动顺序反应速度的发展约在 11-16 岁，而对运动频率反应速度的发展基本在 10-13 岁，且 18 岁之前还会继续提高。

在协调特征上，在 12-18 岁，人体负责"运动控制能力"的神经系统的发展领先于植物功能系统，因此，大多数权威专家认为协调能力发展的最适宜年龄是在这个阶段。

女孩体质差，危及下一代中国人的体质

体质危机，不仅危及女孩本人，还具有更长远的影响，因为女孩在将来会成为母亲，她们承担着家族和种族繁衍的重任。

母亲的体质和健康状况将对下一代的成长发育具有至关重要的影响。与父亲相比，母亲的体质和健康状况对孩子的体质及健康影响更大。

孩子的较量就是国家未来的较量，孩子的隐患也是民族未来的隐患。面对新世纪的国际竞争，高分"软骨"的孩子难以担当民族振兴的重任。我们不能片面理解"体育"，实际上体育不仅使人身体强壮，而且也是强心之育，是规则之育，是合作之育。显而易见，坚定有力地推进素质教育，把身体好确立为教育的第一目标，是保证学生体质健康的根本措施。

女孩承受着更大的学业压力

与男孩相比，女孩的体质本身处于明显弱势。男性的力量更大、速度更快、耐力更持久，这是长期自然进化的结果。但是巨大的学业压力是不分性别的，尤其在目前的应试教育状态下，女孩和男孩面对的学业压力被成倍放大，这对于体质本身处于弱势的女孩来说，所遭受的损害性影响无疑更为巨大。

与男孩相比，女孩承受着更大的学业压力。由于在就业方面存在的性别歧视，女孩为了获得同样的就业机会，需要表现得比男孩更优秀，需要表现出更高水平的学业成就。研究表明，从小学到中学再到大学，女孩学业成就均显著优于男孩，这其中当然有应试教育不利于男孩的一面，但这也是女孩这个群体付出更多的学习时间、更加努力的结果。

女孩的体质普遍不如男孩，而所面临的学业压力却比男孩更大，这严重损害着女孩的体质。而且，与男孩不同，进入青春期的女孩还要面对周期性的月经，女孩的身体因此承受着更大的危害。

女孩的体育锻炼更为缺乏

体育锻炼是增强体质、提高健康水平的主要途径。

与男孩相比，女孩的体育锻炼更为缺乏，这主要反映在体育锻炼时间和体育锻炼行为上。

女孩的体育锻炼时间少于男孩。以 17 岁的男孩女孩为例，女孩的锻炼时间少于男孩[1]：

每天锻炼时间少于 0.5 小时的，男孩占 32%，女孩占 38.6%；

① 中国学生体质与健康调研组：《2005 年中国学生体质与健康调研报告》，高等教育出版社，2007 年。

< 162　　　　　　　　　　　　　女孩体质健康持续下降　　163 >

每天锻炼时间为 0.5 ~ 1 小时的，男孩占 43.5%，女孩占 42.8%；

每天锻炼时间为 1 ~ 2 小时的，男孩占 18.1%，女孩占 15%；

每天锻炼时间为 2 ~ 3 小时的，男孩占 4.4%，女孩占 2.7%；

每天锻炼时间 3 小时以上的，男孩占 1.9%，女孩占 1.1%。

女孩对体育锻炼的行为表现也差于男孩。在 7 岁组男女生中[①]：

"因没有养成习惯而不积极参加锻炼"的女生为 63%，男生为 55.1%；

"因怕累而不积极参加锻炼"的女生为 59.5%，男生为 55.1%；

"因为太累而不喜欢长跑"的女生为 82.2%，男生为 78.8%。

有些女生往往会以月经为借口逃避体育课，逃掉了本来就很少的锻炼机会。

可以说，体育锻炼的缺乏更加剧了本来体质就处于弱势的女孩的健康危机，女孩的体质状况令人担忧。

① 中国学生体质与健康调研组：《2005 年中国学生体质与健康调研报告》，高等教育出版社，2007 年。

不当的节食和减肥危害甚大

进入青春期后，随着女孩体内脂肪的迅速增多，女孩体形会日渐丰满，这是为女孩将来承担生育任务做准备，但是在不合理的社会期望下，许多女孩对自己的身材具有不合理的期望，期望不切实际的消瘦与苗条。

针对脂肪的增加，许多青春期女孩的第一反应往往是减肥。在许多情况下，由于减肥教育的缺失，女生的减肥和节食没有科学合理地进行，她们容易听信一些减肥机构的不当宣传和减肥广告的误导，急于求成，单纯通过节食和服用减肥药来保持体形。这对青春期女孩危害甚大，因为她们正处于身体迅速发育的时期，需要大量的营养物质，因营养不良而导致的体质下降和健康问题将对其体质及健康产生影响。

培养女孩好榜样：李红

国际奥委会驻中国首席代表李红，在谈到自己的成长时表示，喜爱运动的习惯成就了她的人生。用她自己的话说，"自己是从小'跑'进国际奥委会的"：她从天津跑到清华，又从清华跑到哈佛，最终跑向神圣的奥运殿堂，既收获了梦想与成功，又收获了一个幸福的家庭。她把这一切都归功于父亲，是父亲的督促和鼓励让她喜欢并且养成跑步这个好习惯的：

> ❝ 李红出生在天津一个普通的知识分子家庭，身为大学教授的父亲认为，长跑是锻炼健康体魄、培养坚毅品格的最佳课程。

6 岁生日的前一天，父亲告诉李红："红儿，明天是你的生日，爸爸要送你一件特别的礼物。"李红一听，高兴极了。第二天早上，李红被父亲从被窝里拽起来领到马路上。原来，父亲送给她的礼物是陪她一起跑步。从 6 岁开始，李红的父亲每天早上都带着她晨跑。有时候，父亲骑着单车陪她跑。在李红最累的时候，他总是严厉地不允许女儿停下脚步。这一跑，就是 13 年，李红就从小学一直跑到了高中毕业。

1986 年，带着"学习尖子"和"体育尖子"这两顶帽子，李红顺利地考入了清华大学土木工程专业。从那以后，每天下午 4 点，李红都会停下手头的功课冲上操场，开始雷打不动的跑步锻炼。在清华的几年，李红一直是校体育代表队女子 400 米、400 米栏、4×400 米接力的主力运动员。5 年大学生活，李红收获的不仅是扎实的专业知识，还有"400 米女王"的称号。

她一路跑进了哈佛大学的校园，在哈佛校园，她每天仍不忘跑步。在跑步的时候，她的身边也多了一个男生，他们互生好感，由相识到相爱，热爱运动的她认识了同样热爱体育的老公。

自从 2001 年 7 月北京成功申办 2008 年第 29 届奥运会以来，国际奥委会就一直在寻觅一个人。这个人必须同时符合三个条件：第一，必须是中国人，会讲中国话，在中国出生；第二，要在美国受过教育，要有在美国大公司工作的经历；第三，这个人要熟悉欧洲的文化——因为国际奥委会总部设在瑞士洛桑。这个人将在未来的几年内，担负起国际奥委会北京 2008 代表处首席代表这一要职。李红正好符合这三个条件。她顺利地成为国际奥委会驻中国首席代表，为 2008 北京奥运会的顺利举办做出了贡献。🍓

李红在接受采访时表示，特别感谢父亲，感谢在 6 岁那年父亲带她走上跑步之路，并幸运地一路跑进了清华，跑进了哈佛，跑进了国际奥委会，让她同时收获了事业的成功与爱情的甜蜜。

提高女孩的体质：拯救女孩的 5 个建议

建议 1、明白体质健康对女孩的重要性

中国女孩的体质健康状况不佳，主要是后天的环境和教育导致的，家庭教育和学校教育对此负有不可推卸的责任。许多父母和学校都"急功近利"，过分关注女孩的学习成绩，而忽视了她们的体质和健康。在父母和学校的影响之下，许多女孩也不关注自己的体质健康。可见，提高女孩体质，要先从转变观念做起，要让父母、学校和女孩都认识到体质健康的重要性。

第一，父母要把女孩体质的重要性放在女孩终生幸福的战略地位上。作为父母，一定要切实认识到体质不佳、体弱多病对女孩未来的生活与职业、健康与幸福的深远影响，并在实际的教养活动中，把女孩的体质健康放在重要的位置上。

第二，父母要意识到儿童青少年时期是女孩体质增长的关键期。如果在青少年时期，父母和学校不注意女孩的体质发展，将来再想弥补，将变得非常困难。

建议 2、树立健康新理念

什么是健康呢？按照世界卫生组织的定义，健康是包括生理健康、心理健康和社会适应正常的综合概念。中国工程院院士、中华医学会会长钟南山认为，没病不等于很健康。青少年不能仅仅追求没病，因为体质健康与身体健康是两个概念。身体健康，是指各器官都没有病痛；而体质包括体格、体能和适应能力等几个方面。

体质是健康的基础与保证，一个健康的女孩，应该是体质与健康俱佳的女孩，没病只是最低层次的要求，远远不能满足 21 世纪对人的发展的要求。

建议 3、父母要学会给女孩"减压"

应试教育所造成的过高学业压力是女生体质健康危机的最重要原因，过高的学业压力极大地压缩了女孩的运动时间与空间，并直接导致其体质下降，健康出现问题。因此，切实减轻女生的学业压力应属当务之急。

父母不能改变学校应试教育的现状，但可以改变自己的做法。父母可以选择：在学业压力已经危及女孩体质及健康的情况下，要学会给女孩减压。

作为父母，要学会接受一个平凡的女孩。要知道：大多数孩子都是普通孩子，让所有的孩子在学习成绩上都是前几名是不现实的。父母一定要告诉女孩：不管她学习成绩好不好，爸爸妈妈仍然一样地爱她。

建议 4、均衡女孩的日常饮食

女孩的体质及健康状况不佳，营养状况不良，这与饮食营养密不可分。健

< 166　　　　　　　　　　　　　　　　　女孩体质健康持续下降　　167 >

康饮食是保证合理营养的唯一途径。

儿童青少年时期的女孩正处于身体快速发育的时期，在这一时期，她们所需的能量和各种营养素的数量相对要比成年人高。如果饮食不合理，营养摄入不均衡，就会发生营养问题，最终影响其体质健康。

如何均衡饮食？下面几点是对女孩父母的建议。

第一，指导女孩制订营养食谱。父母可以跟孩子一起购买或借阅一些与均衡营养有关的图书，也可以上网查找一些相关的资料信息。父母可以根据"中国居民膳食宝塔"的要求指导孩子的饮食。有条件上网的父母，可以跟孩子一起浏览"中国营养学会"的网站（http://www.cnsoc.org），了解有关儿童膳食营养的相关问题。在制定营养食谱时，父母还要注意到女孩身体发展的特点，如青春期时，因为周期性的失血，要多食用一些补血的食品。

第二，一定要吃好一日三餐。首先，父母要特别重视女孩的早餐。营养学认为，早餐提供的热量应占全天总热能的25％～30％，而且早餐营养的缺失很难通过午餐和晚餐来弥补。其次，要吃好午餐。午餐是一日三餐中最重要的一餐，它在一日三餐中提供的能量和营养素的比例都是最高的，高达40％。午餐对孩子在一天中体力和脑力的补充，起了承上启下的作用。最后，告别"补偿式"晚餐。"补偿式"晚餐是不可取的，晚餐吃得过多会影响孩子第二天早餐的食欲，还会导致孩子的肥胖和加重消化系统的负担而引起胃肠疾病等。父母应注意，晚餐"丰盛"可以，但晚餐所摄取的热量和营养物质不要超过全天供给量的30％。

建议 5、加强女孩的体育锻炼

毋庸置疑，缺乏足够的体育锻炼是女孩体质健康的直接杀手。体育锻炼对于身体正在迅速发育成熟过程中的女孩具有重要意义。

毛泽东同志早在1917年就指出"无体是无德智也"，他主张人应当"文明其精神，野蛮其体魄"。我国著名教育家斯霞曾为我（孙云晓）手书赠言：德育不好是危险品，智育不好是次品，体育不好是废品。

体育锻炼最大的功能是提高女孩的体质，为其一生的幸福打下良好的生理基础。体育锻炼对女孩体质具有多方面的好处：

第一，体育活动有助于女孩骨骼肌肉等运动系统的发展与完善，提高女孩心血管系统的机能。

第二，体育锻炼能很好地促进女孩的神经系统（特别是大脑）的机能，使人的头脑清醒，记忆迅速，思维敏捷。

第三，体育锻炼有助于提高女孩的自尊水平。心理学研究发现[1]中学时期参与体育运动与大学时的自信有明显的关系，参与体育活动越早、越广泛的女生在大学时的自我价值水平越高。

第四，体育锻炼可以很好地满足女孩对美的追求。体育锻炼可以有效地促进女孩身高的增长，经常参加体育锻炼的学生与其他同龄人相比，身高平均高 4 ～ 7 厘米。体育锻炼还有助于女孩完美体形的塑造，体育锻炼所塑造出来的美才是真正的自然美、健康美。

①戴维 R. 谢弗著，邹泓等译：《发展心理学》，中国轻工业出版社，2005 年。

知识链接

体育锻炼的"FIT"原则

如何有效、合理、科学地开展体育锻炼呢？父母可以跟女孩一起制订她的体育锻炼计划，确定每周的锻炼次数及每次运动的持续时间。一般可以按照"FIT"原则设计体育锻炼计划：

"F"代表频率（Frequency），指每星期应该运动多少次。

"I"代表最佳的运动强度（Intensity）。

"T"代表时间（Time），即每次运动应该持续的时间。

频率：一般来说，孩子每星期至少需要运动 4 次。这样可

< 168 　　　　　　　　　　　　女孩体质健康持续下降　　169 >

以使人的身体活动量超过生存的需要，而少于 4 次意味着健康水平没有实质性的提高。

强度：运动过度或运动不足效果都不好。一般可以采用目标心率（心跳次数）的方法来确定最佳运动强度。目标心率是指运动时能给个体带来最大好处的心率。目标心率的计算公式如下：

目标心率（每 10 秒）＝（220 － 孩子的年龄）× 70% ÷ 6

公式的分子部分即是每分钟的目标心率。之所以除以 6，是因为在测量心率时，只需要数 10 秒即可。10 秒以后，心率就会恢复到正常状态。

为了确定是否已经达到目标心率，可以先运动 20 分钟，然后测一下手腕或喉结部位的跳动次数。

如果心率超过了目标心率，或累得喘不过气来，那么说明运动强度过大，应该放慢运动速度。

如果心率小于目标心率，那么说明运动强度过小，应该加快速度再重新测一次。

如果心率恰好等于或接近目标心率，那么说明这就是最佳心率，以后保持这一强度即可。

时间：为了使身体运动带来更多的好处，每次至少要将心率保持在目标心率左右持续运动 20 ～ 30 分钟。一旦开始运动，最好不要停下来，不要间断，大约持续半个小时左右。在运动前花几分钟做做热身，在运动后用几分钟放松放松。

在体育锻炼的过程中，要注意以下三个原则：

第一，全面性原则。体育锻炼的目的，是促进身体的骨骼、肌肉及身体内脏器官的生长发育，发展匀称丰满的体型。因此，身体的每一个部分都要得到合理的锻炼，上下、前后、大小肌肉都要得到均衡的锻炼。

第二，循序渐进原则。锻炼时要做到由慢到快，由小负荷到大负荷，由短距离到长距离，内容由少到多。在具体操作上可以遵循 10% 原则，即每周的运动强度、运动量或持续运动时间的增加不得超过前一周的 10%。

第三，针对性原则。要针对女孩的生长发育阶段进行锻炼，不同时期的体育锻炼有不同的锻炼目标，比如在少年儿童时期，腿部的长骨正处于生长期，加强下肢骨的锻炼，可增加身体高度和腿的长度。还要针对女孩自身的特点进行锻炼，比如，如果肺活量不够，可以通过跑步来提高孩子的肺活量。在增强体质的基础上"缺什么补什么"。

父母要率先做好女孩的榜样，从女孩喜欢的体育项目入手来提升她们的运动兴趣，吸引她们喜欢上体育锻炼，并最终养成运动的习惯。

发现女孩之九：女孩不同于男孩的特点之活动性与服从性

女孩的某些特点，并不一定就是女孩的优点，它们只是代表了女孩和男孩的不同之处。

一、活动性

早在胎儿时期，女孩的身体活动就比男孩少，女孩更安静一些；在整个童年期，女孩的活动水平持续低于男孩。女孩喜欢的游戏往往是安静型的，她们通常喜欢那些能够增进群体亲密关系的玩具。

二、服从性

从学前期开始，女孩对于父母、教师和其他权威者的要求，比男孩更为顺从。当希望他人顺从自己时，女孩一般会采用机智、礼貌的建议，而男孩更多地借助于命令或控制性的策略。

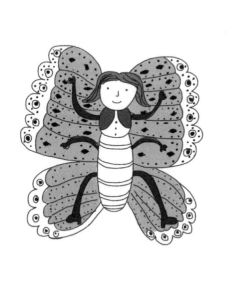

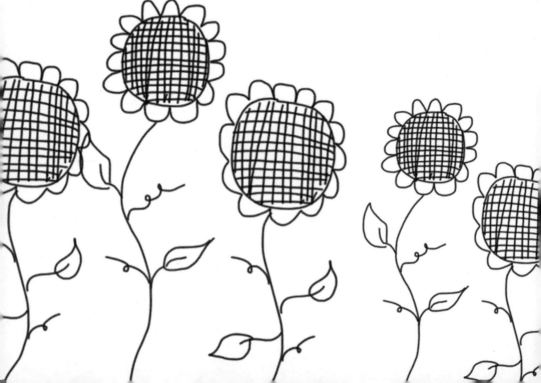

CHAPTER 10

"赢在考试，输在就业"

在就业路上，女生们经常受到各种不公正对待，因此，她们也在不断谋求"出路"。

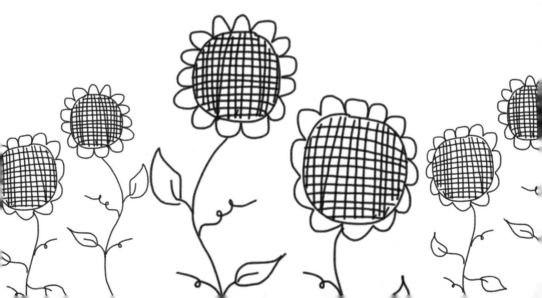

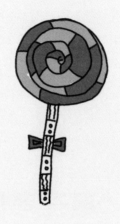

帮助女生成功就业：拯救女孩的5个建议

建议1、明白考试成绩不等于就业能力

建议2、认请自身优势，切勿妄自菲薄

建议3、主动弥补女生的劣势与不足

建议4、了解真实的职业情况

建议5、培养独立而自信的心理品质

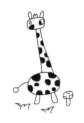

女生就业更易遭受歧视

网上曾流传着这样一则笑话：

> 某用人单位在询问一位女生"谈恋爱了吗"的问题时，该女生回答：我的EQ（情商）很低，对男孩子没感觉，所以，5年内保证不恋爱；5年后万一不慎恋爱了，保证5年内不结婚；5年后万一不得不结婚了，保证5年内不生孩子；5年后万一不小心必须生孩子了，那应该是45岁以后的事了，你们可以考虑辞退我了。

这则笑话当然有很大的夸张成分，但它诙谐又酸楚地指出了一个事实：不少用人单位在录用员工时存在性别歧视，"宁要武大郎，不要穆桂英"。

在就业时，女生往往面临着许多看得见或看不见的歧视，有些单位明确要求"只要男生"，有些单位虽然没有明说，但招聘要求里往往隐含着这样一些信息：同等条件下，他们会优先录用男生。有女生曾特意对就业竞争力排了一个顺序：男硕士、优秀男本科生、女硕士、女本科生……

"赢在考试，输在就业"

从幼儿园开始，到小学、中学，甚至大学，女生的学习成绩明显优于男生。目前，在大学生中，女生已撑起半边天，但是，这些学业优秀的女生在就业时却屡遭挫折，在学业征程的终点上，她们遇到了各种有形无形的障碍。有些用人单位明确告知应聘者，只要男生，女生免谈；有些用人单位则提出了苛刻的条件——聘用期不得怀孕生育。这让很多女生不得不输给那些远不如她们的男生，而这一切的原因可能仅仅因为她们是"女生"。

由于在就业路上，女生们经常受到各种不公正对待，因此，她们也在不断谋求"出路"。

"曲线就业"

面对激烈的就业竞争和各种性别歧视，有些女生在无奈之下，只好选择"曲线就业"，即把重心转移到找一个男朋友、好老公上，这被女生们戏称为找一张"长期饭票"，工作对她们来说已不重要。

"打包就业"

有些企业虽然不太愿意招聘理工科女生，但是为了留住优秀男生，最终同意同时招聘其女朋友，以解决"家属问题"，让男性员工更安稳地工作。这种就业形式被称作"打包"。许多女生表示，其实被"打包"实属无奈之举。

考硕读博

由于就业困难，更多的女生选择读研究生或博士，以暂时逃避就业压力。近些年，女硕士和女博士的数量迅速攀升，女生考研率持续走高，背后的重要推手之一就是巨大的就业压力。实际上，就业虽然推迟了，对于这些女生们来说，这仍是她们将来需要跨过的一道坎。由于现在就业形势持续恶化，研究生毕业后的就业其实也未必会比当初好。

真实的就业数据

2010届大学生月度跟踪调查显示：截止2月底，2010届毕业生中，女生的签约率为21％，男生为29.5％。女生签约国企的比率和女生在国企、民企方面的月薪和专业对口率等都低于男生。在已签约的毕业生中，男女生月薪平

< 176　　　　　　　　　　　　　　　　　　"赢在考试，输在就业"　177 >

均最大差距为 563 元，女生的专业对口率比男生低 12 个百分点。民企方面，2010 届已签约女生的平均月薪比男生低 370 元，专业对口率也低 12 个百分点；在国企方面，女生的平均月薪比男生低 357 元，专业对口率低 14 个百分点。这次调查由专业的教育调查机构麦可思公司公布，调查回收有效问卷 6.4 万余份，其中本科生 3.5 万份，专科生 2.9 万份，可以说，具有很强的代表性。

2007 年，劳动和社会保障部对 62 个城市的调查显示，有 67% 的用人单位提出了性别限制，或明文规定在聘用期不得怀孕生育；80% 以上的应届毕业女生在求职过程中遭遇过性别歧视。

2004 年，对厦门大学 2002 届 1068 名本科毕业生的调查发现：在控制其他影响因素的情况下，男大学生的就业机会要比女生多出 14%。

2003 年，云南省妇联、云南省社科院等部门合作的一项专题调查显示：大部分学生投入在找工作上的时间为正常学习时间的 30%～70%，女生花在找工作上的时间远远多于男生，但最终的就业结果却是，男生就业率为 35.5%，女生仅为 17.5%，男生就业率是女生的 2 倍。

性别歧视在作怪

在传统的劳动力市场上，存在着"重男轻女"的歧视思想，认为女性的劳动能力要低于男性。在过去以体力劳动为主的时代，这种想法有一定道理，毕竟女性的体力普遍比不上男性。但是在社会日益发展的今天，体力劳动的重要性已大大降低，知识经济逐渐占据统治地位，一个人的劳动能力不再取决于体力的大小，而取决于智慧的高低。在智慧方面，男女两性是不分高下的。但是，"重男轻女"的歧视思想仍然具有较为强大的惯性，支配着一些人的思想，这在一定程度上导致了女生容易在市场上受到歧视。

女生背负更高的生育成本

2016 年，普遍二胎政策放开了，不可否认，二胎政策利国利民，但同时有一个影响也是不容忽视的，那就是女生的就业将会因此受到影响。

女生在找工作的过程中，经常被问及婚育问题，一些用人单位明确要求"×年之内不得结婚生子"。在接受记者采访时，一位企业的人力资源部门负责人曾毫不避讳地说，经期、孕期、产褥期、哺乳期"四期"增加的企业成本是女大学生就业难的重要原因。企业计算得很清楚：

> 66 企业招聘一名大学应届生，基本需要培养 2～3 年才能成熟，这时女本科生大多到了二十四五岁，女硕士生则到了二十七八岁，这时往往面临的就是结婚、生育的问题，而孕期、产褥期、哺乳期加起来基本需要 2 年的时间，企业大概有 3～5 年的时间只有投入没有回报。而对于一些技术更新比较快的行业，如软件开发行业等，5 年的时间早已更新换代好几轮，完成生育后的女员工还要再培训才能适应新的工作要求。99

当然，造成女生就业难的问题，除了生育问题外，还有其他一些客观因素。我们在关注这些客观因素的同时，更应该去关注女孩自身存在的一些因素和家庭教育方面所存在的一些问题，因为这些是父母和女孩有能力去改变的。

女生自身因素："三怕"

与男生相比，女生在就业方面有"三怕"：

怕不稳定

许多女生都希望能找一份稳定的工作。全国妇联的调查显示，47.3% 的女

< 178　　　　　　　　　　　　　　"赢在考试，输在就业"　　179 >

大学生首选党政机关、事业单位及国有企业等稳定职业，对工作地点的选择倾向于大城市、离家近等。一味求稳定，说明女生缺乏开拓意识，趋于保守，在这个竞争日趋激烈、强调创新的时代，用人单位自然不愿意考虑这样的女生。

实际上，女生这种求稳的倾向，与父母的影响有一定的关系。

怕吃苦

找一份"轻松"的工作是许多女生的梦想。很多父母也不希望自己的女儿吃苦。

> 66 2009年9月7日下午，武汉大学校长顾海良与千余新生的父母面对面交流，在提问环节，现场出现了耐人寻味的一幕：一位来自广东的母亲拿到话筒后竟先低声抽泣起来。随后这位母亲哽咽地说出了她流泪的原因："为什么不能给寝室装上空调？"她介绍道："我的孩子从出生就有空调吹，没想到考上了大学，宿舍里竟然连空调和卫生间都没有。今天我去宿舍看了，这种住宿条件太恶劣，孩子受罪，我也心疼！"这位母亲还有更"雷人"的语言："我女儿身体里的每一个细胞都需要空调！"这位母亲还进一步提出，如果学校不能给她的孩子安排一个条件更好的宿舍，就请把孩子调到一个"能分到好宿舍的专业"。99

这则新闻在当时被戏称为"空调门事件"。"空调门事件"虽然属于个案，但也能在一定程度上反映出部分父母对孩子的溺爱与过度保护。

父母愿意"富养"，不愿让女孩吃一点苦，但是不会有一个用人单位愿意"富养"员工，去录用一个不愿吃苦、不能吃苦的员工。用人单位都希望用最小的代价换取最大的利益。父母不愿让女孩吃一点苦，到女孩就业时，就会让女孩吃大苦头。

怕出差

在面试时，很多用人单位都会很自然地问一个问题："能出差吗？"很多女生往往面露难色，或直接或委婉地表示希望能找到一份不太需要出差的工作，这样的女生会大大降低自己被录用的机会。对用人单位来说，员工"怕出差"，说明了其怕吃苦，同时也反映了员工独立性差，缺少独立工作的能力，不能独当一面，用人单位是不太喜欢这样的员工的。

培养女孩好榜样：孙德林

在学业和职业发展上，父亲可能发挥着更大的作用，这与父爱的独特性密不可分。好友孙德林先生分享了他的成功做法。在他的女儿面临升学就业等重大问题时，作为父亲的孙德林发挥着不一样的作用。

🔖 孙德林的女儿小帆临近小学毕业，老师通知学生父母去学校开会，内容是毕业考前动员。

对于父母来说，要想孩子将来能上大学，就意味着一定要让孩子考上重点中学，这对孩子来说，压力非常大。孙德林在心里盘算，要求孩子考重点中学，压力实在太大了，如果考不上，即便花了高额学费，让孩子进了重点中学，女儿又会是怎样的心理感受呢？会不会如坐针毡、四面楚歌？

果然，孙德林的女儿表示不愿去重点中学活受罪，提出要报考一所非重点的中学。他的妻子立即表示反对，仍旧主张女儿要力争进入重点中学。于是，女儿选择什么中学成了家庭的争论焦点。孙德林的观点是：孩子的人生最终是孩子自己的，父母要尊重孩子自己的选择。

最后，孙德林的女儿轻松地考入了那所非重点中学，免去了升初中的大考之苦，也免去了升高中的考试压力。他的女儿在6年的中学学习生活中，总体是轻松愉快的，成绩也处于积极向上的状态。孙德林认为当时的坚持是对的。

< 180　　　　　　　　　　　　　　　　　　　　　　　　"赢在考试，输在就业"　　181 >

孙德林比较重视让女儿养成读书与写作的习惯，并鼓励她积极参加学校的小记者活动。结果，在他的鼓励和指导之下，女儿成为一个优秀的小记者，并且梦想成为专业记者。

为了实现记者梦，孙德林的女儿特别勤奋地学习，考入了她理想中的大学。

大学毕业后，孙德林的女儿如愿以偿，成为某新闻周刊的记者。由于业绩较为突出，5年后她被评为优秀记者。对此，孙德林特别感慨：选择决定命运。他也特别自豪：在女儿选择的关键时刻，作为父亲的他发挥了至关重要的作用。🙷🙷

帮助女生成功就业：拯救女孩的 5 个建议

建议 1、明白考试成绩不等于就业能力

许多女生之所以"赢在考试，输掉就业"，这其中固然有性别歧视的因素存在，但还有一点被大家忽视了，那就是考试成绩并不等于就业能力，也不能直接与毕业后的成就画等号。

中国校友会网大学评价课题组首席专家、中南大学蔡言厚教授指出，在目前我国主流行业的"职场状元群体"中难觅高考状元的"身影"。他表示，通过核查"2007 年中国高校杰出校友排行榜"的杰出人才后发现，在杰出企业家中没有一位是高考状元；而在学术领域，通过调查中国两院院士、外国两院院士、长江学者和长江学者成就奖获奖人等专家名单，均没有出现高考状元的名字，同样在杰出政治家中也没有出现高考状元的影子。可见，学历只能证明你接受过高等教育，能力怎么样，要靠到社会上去打拼和实践来证明。

在生活和工作中，我们屡屡可见那些在学校时成绩不怎么样的学生，到了工作岗位上却表现得非常出色。这些现象都说明了考试成绩不等于职业竞争力。

因此，父母和女孩本人都要明白一个道理：学习成绩好并不能换来一份好

工作，考试成绩好并不能代表就业的竞争力。与单纯的考试成绩相比，用人单位更为看重一个人的就业能力。女生应该在关注学习成绩的同时，想办法切实提高自己的就业竞争力。

建议2、认清自身优势，切勿妄自菲薄

在职场上，女生其实是有自己的职业优势的，只不过这一点被许多女生所忽视，她们的父母也没有意识到。

2008年发布的《上海大学生就业问题研究》显示，用人单位对女大学生的满意度已经超过了男大学生。在世界范围内，女企业家、女性管理者的表现都越来越令人赞叹。美国妇女商业研究中心甚至做出预测，一个世界范围内的女性创业时代正在来临。

2010年4月，复旦大学发布2009年的《就业白皮书》，其中就指出[①]：女生比男生更吃香。除了博士生以外，在其他各个学历层次的毕业生中，女生的就业保持一定的优势，尤其是本科生中，女生的就业率（94.44%）比男生的就业率（89.80%）高出了4个百分点。

下面就是一个女生成功就业的案例[②]：

> 近日，武汉理工大学华夏学院大四女生马芮收到了广州一家知名化工公司的正式录用通知。当初在招聘会上，她曾被招聘人员以"限招男生"为由明确拒绝。
>
> "那是去年11月7日，在校园专场招聘会上。"马芮回忆道，"我对该公司的市场营销岗位非常有兴趣，但招聘要求上却注明'限招男生'。"马芮走上前递上简历，果然被一口拒绝。"限招男生可能有你们的理由和考虑，但这个岗位女生完全可以做，请至少给我一个陈述的机会。"马芮侃侃而谈，用自信和坚持打动了对方，成功递出了

①张骞，复旦大学本科女生就业比男生有优势（http://news.qq.com/a/20100428/001663.htm）。

②谈海亮等："限招男生"？不信这个邪！《楚天都市报》，2008年4月13日。

< 182　　　　　　　　　　　　"赢在考试，输在就业"　　183 >

简历。在随后 5 轮面试中，马芮从 2000 多人中脱颖而出，成为唯一入选的女生。最终，赢得了一份实习期薪资就很优渥的工作。

"某些公司的招聘条件并非雷打不动，也用不着望而生畏。"谈起求职感受，马芮表示，自信和韧劲很重要，如果当时自己和别的女生一样看到"限招男生"的字样就走开，就不会有后面的机会了。**"**

因此，对于女生来讲，切勿妄自菲薄，更不能因为一时的就业歧视而自暴自弃，而要充分认识到知识经济的到来，体力的重要性已大大降低，而女性的特长，如人际关系协调、沟通、情感等成为就业市场的竞争利器。

知
识
链
接

21 世纪是女性崛起的世纪

21 世纪是一个女性崛起的世纪。在 21 世纪这个知识经济越来越占据主导地位的时代，竞争的方式将不再是工业文明时代的体力较量，而更多地表现为策划、推广、沟通、联络、互动、服务、协调……女性特有的敏感、细腻、灵活、韧性、关爱、注意力等优势，将有机会大显身手。

管理大师彼得·杜拉克曾预言：知识性的工作将跨越性别的界线，工作性质将由重视体力向重视智力转变。正如有人所言："在职场上，技术第一次使得男性的睾酮催发的肌肉优势开始变得不那么重要，继而变成了无关紧要，现在甚至成了一个缺点。随着以服务和理念为主要内容的网络经济不断崛起，人际关系和完成多重任务的能力成为职场必备，而这些都是女性的专长。"

建议 3、主动弥补女生的劣势与不足

女孩在就业市场有很多优势，当然也有一些不足。我们在前面提到许多女生工作求稳定、怕吃苦、独立性不够等，都是阻碍她们顺利就业的因素。

女孩怕吃苦、独立性不够，这往往都跟父母的教育有直接关系。女孩在生理上处于弱势地位，因此父母很容易对女孩进行过度保护，进而无意识地变相剥夺了女孩承担风雨、经受磨炼的机会，使女孩对生活和职业中的困难产生畏惧心理。父母要做的，是把生活中的历练机会还给女孩，做她们的坚强后盾与支持者，而不是代替她们成长。

建议 4、了解真实的职业情况

现在中国的教育有个很大的问题，就是学校教育与现实生活严重脱节。在漫长的中小学期间，学生们几乎都在忙于学习各门功课，学校不关注他们未来的职业发展，父母也缺少这种意识。因此，中国的学生从小开始就对外面的职业世界所知甚少，而一到了大学阶段，又迅速要求他们做出职业选择，这使得许多大学生无所适从，只好盲目选择，无疑增加了就业的难度。

2010 年暑假，我（孙云晓）在日本生活了一个月，发现日本中学生假期最热门的事情，就是职业体验活动。在学校的支持下，许多中学生到企业、医院或各类服务机构去体验。据说，韩国的职业体验活动更为规范和普及。在美国，学校会鼓励父母开展一些帮助孩子了解职业世界的活动。还有些学校会开展"职业日"（Career Day）活动，学校将邀请某一行业的工作人员到学校给学生们讲解这个行业的工作特点。

在中国，学校很少组织这样的活动，因此父母就有必要鼓励孩子走出校园，了解外面更广阔的职业世界。在此过程中，她们会对某些职业表现出兴趣，父母要有意识地引导这种兴趣。特别是当女孩对一些"非女性"的职业（如工程师、机械师等）产生兴趣时，父母要学会保护她的这种职业兴趣。在这种情况下，父亲的角色对女孩对抗职业偏见与歧视更有作用。

虽然这种兴趣不一定会成为女孩最终的职业选择，但这种兴趣对女孩认识职业世界很有价值。当她们面临职业选择时，这种认识会帮助她们更理智地做

< 184　　　　　　　　　　　　　　　　　　　　"赢在考试，输在就业"　185 >

出选择。

建议 5、培养独立而自信的心理品质

2001 年，我（李文道）曾在一家国内知名的 IT 公司做过一段时间的招聘工作，招聘过一些应届毕业生，也去过一些大型招聘会招收 IT 新人。在面试时，我曾遇到过有父母陪伴去面试的女大学生，女孩自己不急不慌地坐等着，父母亲两人去前台打听面试安排。面试时，我先问了她一个问题："你是怎么过来的？"她很自然地回答："父母打车送过来的。"她接着解释道："我不认识路，这个地方太偏了，父母怕不安全，担心我走错耽误面试。"这个女生给我们留下的第一印象就不算好：一个 20 多岁的北京女孩，面试还需要父母陪同，我们怎么信任她能干好工作呢？万一需要她出差怎么办？尽管她的专业条件看起来还不错，最终还是决定不予录用。

去招聘会招聘时，遇到更多类似的情形，爸爸或妈妈陪着女儿，甚至还有全家齐上阵，爷爷奶奶爸爸妈妈一起帮女孩递交求职简历的情形。即使这样的女生有机会接受面试，她们的独立能力在面试时也往往被"特别关照"，结果也往往证明她们缺乏必要的自立能力。

女孩在成长过程中，特别是就业竞争过程中，千万不要妄自菲薄，一定要自信。当然，这种自信应该是建立在对自己的职业优势与不足的充分了解与把握的基础之上的。在成长的过程中，父母不妨引导女孩去了解自己的优势及不足——SWOT 分析，即通过分析自己的优势（Strengths）、劣势（Weaknesses）、机会（Opportunities）和威胁（Threats）来做充分的了解。

自信是女生最好的竞争力。现在，一些用人单位正在逐渐转变观念，开始愿意录用那些自信、个人素质与实践经验俱佳的女生。有记者对浙江省宁波市多所高校 200 多名女大学生的调查表明："性别壁垒"并不是女生就业主要障碍的想法，已成为宁波女大学生的一大共识。

女孩的父母从小就要引导女孩认识到：在 21 世纪，男性的传统优势（如体力）已经越来越不重要，而女性特点（如细腻、灵活、关爱等）和女性优势（如沟通、协调、联络、合作等）随着信息社会的到来正变得越来越重要，21 世纪将成为一个女性在职业世界大放异彩的世纪。

发现女孩之十：女孩不同于男孩的特点之冒险与攻击性

与男性相比，女性在冒险精神和攻击性方面存在独特之处，这使得女性的性别更为安全，也使得女性在成长过程更加顺利。

一、冒险

心理学研究表明，在出生后的第一年，女孩在陌生情境中显得更为恐惧和胆怯，她们比男孩更为谨慎和犹豫，冒险活动也远远少于男孩，而男孩在陌生情境中表现得比女孩更加大胆，更愿意探索未知的世界，对新鲜事物更加好奇。

加拿大心理学家巴巴拉·莫伦基罗的研究指出[1]，男孩和女孩对于危险行为有不同的看法，在面临潜在的危险时，女性往往会认真考虑自己会不会受伤，从而不会贸然向前，而男孩子经常低估危险，甚至意识不到危险的存在，即使意识到有一定风险，他们也会选择去尝试。

①杜布森:《培育男孩——塑造下一代男人》，中国社会科学出版社，2007年。

二、攻击性

女孩的攻击性远远低于男孩。研究表明：从两岁时开始，男孩的身体攻击和言语攻击就都多于女孩；在青少年时期，男孩卷入反社会行为和暴力犯罪的可能性是女孩的 10 倍。下面是关于攻击性性别差异的四个研究①：

第一个研究要求孩子们劝说他们的朋友吃味道极差的饼干，如果劝说成功则给予奖赏。女孩在劝说时充满了歉意，不会直接说谎去骗，而且愿意和朋友患难与共，帮她吃一点那块难吃的饼干。男孩则会面不改色地使用撒谎等欺骗手段，如果欺骗不成功，男孩就会采取威胁等手段，强迫朋友吃。

第二个研究是拍摄孩子们看电视时的反应。结果发现暴力镜头一出现，男孩的眼睛就会为之一亮，脸上发光，他们对暴力情节比女孩子记得多、记得牢。

第三个研究是探讨在假设的冲突情境下男孩和女孩会如何反应。结果发现 69% 的女孩选择离开是非之地，或用非攻击性方法来应付这种场面，而同样比例的男孩则选择了打架或对骂。

在第四个研究中，一些两岁的孩子在与玩伴玩耍时，偶尔听到成年人之间的争吵，女孩子往往表现出害怕和胆怯，如吓呆或掩面；而与之相反，男孩子则表现出攻击性，甚至向同伴吼叫。

①安妮·莫伊尔、戴维·杰塞尔著，梁豪、邵正芳译：《脑内乾坤——男女有别之谜》，上海译文出版社，2003年。

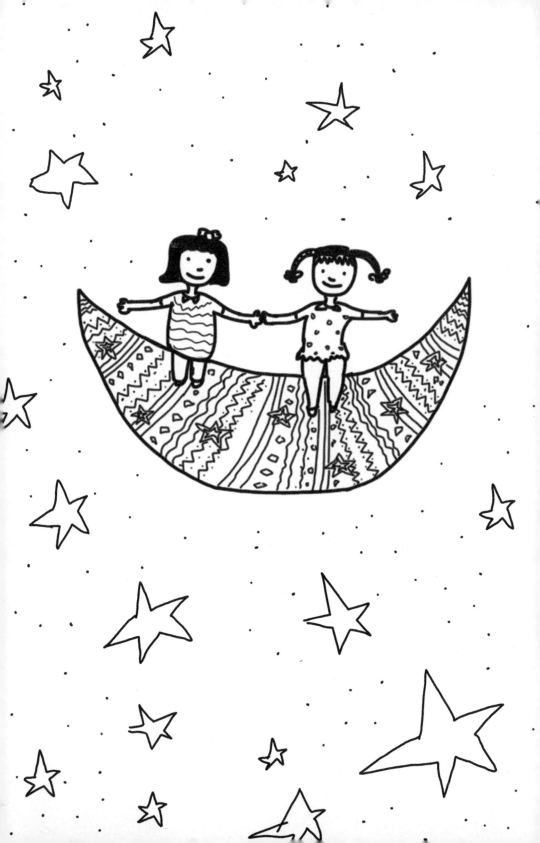

CHAPTER 11
父教缺失致使女孩成长隐患多

为什么其他同学都有，只有我没有爸爸。

——某明星私生女

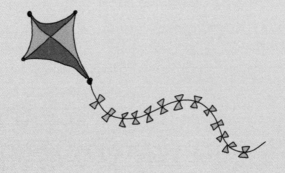

好好做父亲：拯救女孩的 5 个建议

建议 1、善于表达对女儿的关爱

建议 2、要勇于管教女儿

建议 3、把女儿放进自己的日程表

建议 4、抽出专门时间陪女儿

建议 5、抓住女儿成长中的"关键时刻"

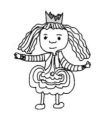

没爸的女孩像"野草"

作为女孩的父亲，作为对父教有研究的学者，我们曾经写过一本书《好好做父亲》，我们知道一位好父亲对孩子意味着什么，我们更知道父教缺失对女孩成长的隐患。

> 2002 年，北京发生了一起著名的网吧纵火案，25 人被烧死，多人受伤，重伤者数人。在参与作案的 4 人中，其中有一位叫张某某的 17 岁女孩的故事令人唏嘘不已，让人不由得感叹：缺乏父亲的管教，孩子就像野草一样肆意生长。

小时候，张某某像个宝

张某某的爸爸是一名建筑工程监理。小时候，张某某就像生活在蜜罐里。在 20 世纪 90 年代，张某某家里就有一辆皇冠牌进口轿车。1991 年，张某某 6 岁时，古筝考过了一级，爸爸立马就搬了一台苹果电脑回家作为奖励。每到周末，张某某的爸爸就会带着她与妈妈先去游乐园玩，然后去吃西餐。

那时的爸爸在张某某心目中"特别伟大""什么都会"。接受记者采访时，她用了"饱读诗书"四个字来形容爸爸。爸爸知道张某某喜欢金字塔，买了十几本和埃及有关的书留给她以后旅行时带。相反，妈妈只关心柴米油盐，母女交流不多，张某某至今都不确定母亲的职业，只根据书架里看到很多妈妈的"管理类"书推断，妈妈学的可能是管理。

爸爸吸毒后，张某某像"野草"

20世纪90年代初，张父去泰国和越南旅游，染上了毒瘾，从此走上了不归路。10年间主动戒毒十五六次，强制戒毒两次，始终无济于事，没有彻底摆脱毒瘾。张某某上初二时，她的爸爸因吸毒过量被送进了急救中心。一个知情的女生在背后议论此事而惹怒了张某某，她就找了4个朋友把那个女孩推倒在地，把玻璃碴子和石子装进她的衣服，让她在地上爬。老师知道后要求张某某带家长到学校，张某某逃脱了两天，第三天被班主任拦在门口："家长不来不许进教室。"张某某就晃悠到学校门口的小卖部，花100块钱雇了一个阿姨冒充她的妈妈。她事后解释说："我不想让我妈知道我为什么打架。"但最后班主任还是设法找到了在家做晚饭的张某某的妈妈，那也是妈妈罚她最重的一次。

此后，张某某开始远离校园，经常逃课去网吧上网。白天，她和一群朋友一起打CS，她爱当警察，并解释说："人都有正义感。"晚上，她玩《魔力宝贝》，养《哈利·波特》里才能见到的各种奇形怪状的龙、狗和蜜蜂，如果跟老师吵了架，就给妖怪起上老师的名字，再把它打败，这让她感觉特别兴奋。半夜里，她去163、263的聊天室，跟小男孩、小女孩讲故事，有爱情、有科幻、有鬼故事。张某某最爱上旅游网站，西藏的神秘让她着迷。张某某说："网络是我寻找安慰的地方，最烦看见别人一家三口其乐融融。"

到了放学时间，张某某经常跟一帮黄头发、肥裤子的街头少年站在校园门口，过筛子似的盯着回家的学生。他们通常五六个人一起围住一个不会告状的同学，一个人上去要钱。张某某没觉得这有什么不对。许多中学都有这样的小团伙，张某某在其中混得不错，她在社会上认识的人多，在学校里可以呼风唤雨，考试时只要一声咳嗽，就有人把答案乖乖送上来。

2001年，姥爷家的3万块钱不翼而飞，而张父又是那天唯一去过的人。在争执过程中，张父行凶杀人。2001年底，张父被一审判处死刑。一审判决后，妈妈不让张某某去见张父最后一面。母女二人就此决裂，张某某搬回自己家独自居住，直

< 192 　　　　　　　　　　　　　　　　父教缺失致使女孩成长隐患多　193 >

到纵火惨案发生。🙷🙷

　　缺乏父亲的管教，男孩容易犯罪，女孩也同样容易犯罪。美国总统奥巴马在 2008 年父亲节讲演时引用了这样一组统计数据：生活中没有父亲的孩子将来落入贫困或犯罪的可能性比一般孩子高出 5 倍；他们将来弃学的可能性高出 9 倍；将来被关进监狱的可能性高出 20 倍。他们更有可能出现行为问题，更有可能离家出走，更有可能在未成年时就当上父母。

　　在孩子规则意识和规则行为形成的过程中，父亲扮演着比母亲更为重要的角色，其往往被看作是孩子的规则来源。父亲在孩子眼里往往是社会秩序和纪律的象征，孩子对父亲是既敬又怕的心理，并且在此心理上模仿父亲，认识社会道德规范。

父教缺失危及女孩的恋爱与婚姻幸福

　　父教缺失的女孩，更容易过早恋爱、过早发生性行为，以下就是两个相关研究的发现。

　　研究一：学者赫塞林顿比较了两组女孩，一组是与父母生活在一起的女孩，另外一组是只与母亲生活在一起的女孩，结果发现，来自离婚家庭的女孩更早、更频繁地与男孩约会[1]。

　　研究二：有调查发现，"父亲缺失"会导致女孩青春期提前到来，并增加了女孩过早的性行为和未成年怀孕的风险。

　　父教缺失，同样会对女孩将来的婚姻幸福产生不利影响。2009年第 6 期的《婚姻与家庭》分析了四个婚姻问题的案例，结果发现，这 4 个遭遇婚姻问题的妻子都与父亲有过不良关系，她们在婚姻

① E. M. Hetherington. Effects of Father Absence on Personality Development in Adolescent Daughters, Developmental Psychology,1972, (7)：313 ~ 326.

过程中遭遇的问题，都源于她们与父亲的关系。下面是其中的一个案例①。

①陈佩华：和父亲握手，与婚姻讲和，《婚姻与家庭》（性情读本），2009年第6期。

👍 小时候，幼儿园阿姨给我脱衣服时总会说："这孩子又挨打了。"我也曾悄悄问妈妈："能给我换个爸爸吗？"妈妈只是无奈地看着我说："你要是乖就不会挨打。"

于是，我努力做个乖孩子。爸爸要我晚上8点睡觉，我就乖乖地在8点准时爬上床；爸爸希望我成绩领先，我就拼命学习；爸爸希望我按时回家，我就从不参加小伙伴的游戏……

但我毕竟是个孩子，我怕黑，怕一个人睡觉。有几回，我想让妈妈陪我睡，于是大声喊妈妈过来。"吼什么，自己睡！"客厅立即传来爸爸阴沉的嗓音。"我害怕，我一个人睡不着。""啪！"我刚说完，就听见钢笔被摔在了桌上，急促的脚步声随之临近。

我躺在床上一动不敢动。爸爸走进来拉开了灯："有什么好怕的？怕就开灯，不许吵！"灯光打在墙上，映出爸爸的剪影，就像一个怪兽。他伸出手指："我数三声，你再不给我睡觉，小心我把你拉出去喂老虎！一、二……"我闭上双眼，抽动双肩大哭，想向妈妈求救。

"嘿！叫你不要吵，你还给我哭起来了，是不是找打？"话音未落，爸爸已经掀开被子把我往门外拽，巴掌随之如雨点般落在我身上。妈妈躲在厨房里哭，我则抖动身体抽泣着。

类似这样的场景在我家几乎每天都要发生。只要爸爸咳嗽一声，我和妈妈就吓得不敢说话。更多的时候，他不咳嗽，而是直接动手。要是赶上他喝了几口酒，我就更惨了，因为他随时可能抬起巴掌，甚至都不用找一个打我的理由。

这种胆战心惊的生活让小小的我十分恐惧。那时，我只想快快长大，早点儿脱离父亲的魔掌。**"**

　　她十分恨他的父亲，父亲给她留下了很深的心理阴影。但令人感到非常意外的是，最后她却找了一个像父亲一样喜欢暴力的丈夫：

　　"我20岁就结婚了，丈夫孔杰长得高大威猛。当年我会嫁给他，只因为在那个很冷的晚上，他脱下外套，披在了我身上。那一刻，我觉得很温暖、很安心，不由自主地就想依靠他。我们恋爱不到半年就结婚了。结婚后，孔杰渐渐表现出他的另一面。他不爱做家务、大男子主义，也不像结婚前那样喜欢我黏着他。有时遇到不顺心的事，他会骂骂咧咧的。我要是说他几句，他会对我翻白眼，说得多了，他甚至动手打我。我真悔，当初为什么这么草率就和他结婚了。我更觉得悲哀的是，自己刚从父亲的暴力阴影中走出来，就又落入了丈夫的暴力牢笼。**"**

　　为什么她会这样选择？难道她有受虐的倾向？
　　心理咨询专家陈佩华解释了其中的原因：

　　"暴力的父亲会造就一个恐惧和缺乏安全感的女儿，她会急切地寻求保护。因此，这类女孩往往会早恋或早婚，寻求自己生命中的另一个保护伞。由于内心的不安全感，在现实中她会找一位看上去比较强悍的男性……**"**

　　父女关系可能影响女儿将来的婚姻关系，原因主要有两个。
　　一是父亲的榜样作用。大多数情况下，父亲是女孩的第一个"男"朋友。女孩对男性的认识往往是从父亲开始的。父亲为女孩提供了一种男性的榜样和行为模式，女孩往往从父亲身上的男性品质中寻找未来生活的参照，青春期的女孩甚至会把父亲看作未来丈夫的模型。研究婚姻与爱情的专家认为，女孩在寻找恋爱对象时，她们会有意识无意识地寻找那些与父亲相像的异性。

二是父教的存在提高了女孩认识了解男性的水平，提升了女孩与男性打交道的能力。心理学的角色互动理论指出[①]：父亲在帮助女孩学习与男性打交道方面较为重要。学者赫塞林顿的研究发现：在与男性打交道方面，那些只与母亲生活在一起的女孩，面对男性时表现出更高的焦虑感。

① E. M. Hetherington. Effects of Father Absence on Personality Development in Adolescent Daughters[J], Developmental Psychology,1972(7).

培养女孩好榜样："脱口秀女王"的父亲

下面这个故事是关于一个女孩的，她14岁以前的生活，混乱不堪，14岁以后，她的生活走上了正轨，成为美国传媒界的名人。这个故事也是关于一位父亲的，父亲是让这一切变为现实的那个人，这是父亲创造的奇迹。

14岁以前：不堪回首的痛苦生活

&& 14岁以前的日子，她的生活，痛苦得不堪回首：

她是私生子，她的母亲是一名女佣，父亲是一名军人。她出生时，她的父母都只有十几岁。她的监护权属于母亲，出生后不久，她的母亲外出打工，把她留给了外祖母。外祖母对她十分严厉，做错一丁点事情都要惩罚，挨打受骂成了她生活的一部分。

小时候，她经常穿着用装马铃薯的麻袋制成的衣服，因此得到了"麻袋女孩"的绰号。6岁时，她被送去与母亲一起生活。母亲是一个爱发火并且对她没有一丝爱意的女人。因为房间被占满了，她每天晚上只

< 196   父教缺失致使女孩成长隐患多   197 >

能睡在门廊里。她的母亲不喜欢她，甚至觉得她是一个负担，她从来没有从母亲那里感觉到温情，她成了一名弃儿。

她甚至成了性虐待的对象。第一次是在叔叔家，她被一个表哥强奸了，才9岁的她根本不明白到底发生了什么。接下来的5年里，她又受到过许多男人的虐待，其中有她的亲戚，还有母亲的男朋友。她为发生在自己身上的这种可怕的事情而感到深深的自责，并且始终保持沉默，她觉得自己是个坏女孩。她变成了一名问题少女，还被送进过少管所。自暴自弃的她继续和伙伴们鬼混，抽烟、吸毒、酗酒，越陷越深……

14岁时，她未婚先孕，却不知道孩子的爸爸是谁，而婴儿出生没多久就死了。

14岁以后：父亲让她重获新生

在14岁时，握有她的监护权的母亲已对她不再抱有希望，又无计可施，只好让她的父亲把她接过去。父亲把她接去与自己一起生活，她的命运开始发生根本性的转折。

她的父亲非常严格，他规定女儿每周要读完一本书，而且还要写一篇读书报告。在父亲的严格管教下，问题少女逐渐成长为成绩优异的好学生。

她的父亲还是一位很有智慧、善于管教的父亲。他尽力让她忘记过去的糟糕经历，抚平她的伤痛，帮助她制定人生目标和行为规则，并告诉她一定要珍惜自己的价值。

她的父亲曾这样引导她："有些人让事情发生，有些人看着事情发生，有些人连发生了什么事情都不知道，你愿意做哪一种人呢？"

她决心做那个"让事情发生的人"。她的内心被父亲的爱和鼓励唤醒，决定改变从前的生活，做一个有价值的人。她渐入佳境，她成为全优生。在校园里，她越来越活跃，后来又主持高中学生委员会，参加戏剧俱乐部。她的口才和辩才也在学校里有了用武之地，16岁时她赢得艾尔克斯俱乐部演讲竞赛，并由此得到了去田纳西州立大学深造的奖学金。她还作为纳什维尔青年协会代表和东部高中美国杰出少年的代表，赴白宫受到尼克松总统的接见。

1972 年，她进入田纳西州立大学主修演讲和戏剧。大一那年，她参加了田纳西州黑人小姐的角逐，凭着出色的口才和独特魅力，获得了桂冠。第二年，她又被哥伦比亚广播公司聘为业余新闻播音员。大三时，她便已赚得 15000 美元的薪水，成为小有名气的新闻播报员。1976 年毕业后，她又成为巴尔的摩电视台最年轻的新闻播报员。

1998 年，她被《时代》杂志评为 20 世纪最具影响力的 100 位人物之一，在女性当中，排名仅次于当时的第一夫人希拉里。

2003 年，她成为首位进入福布斯排行榜的黑人女富豪，资产达 10 亿美元。

2005 年《福布斯》百位名人权力榜中，她荣登榜首。🎗🎗

她是谁？

她就是奥普拉·温弗瑞，享誉世界的"脱口秀女王"，曾 8 次获电视艾美奖，仅仅是在美国，每周就有 4900 万观众收看她的脱口秀节目。

现在的她，在社会上拥有巨大的影响力，是"改变了世界的黑人妇女"中最有名的一位。这一切的改变，源于她的父亲，是父亲的力量逆转了她的人生轨迹，让她悬崖勒马……

她的父亲名叫弗农·温弗瑞，一个勤快又正直的人，在家乡经营着一家理发馆和一家食品杂货店，后来他还成了市议会的议员。

< 198   父教缺失致使女孩成长隐患多   199 >

好好做父亲：拯救女孩的 5 个建议

建议 1、善于表达对女儿的关爱

成长中的女孩，对情感的需求更强烈。传统的中国父亲威严有余、关爱不足。有些父亲受限于"严父慈母"的偏见，为了保持所谓的尊严，往往把父爱隐藏得过深。有些爸爸因为性别的原因，不知道如何向异性的女儿表达关爱。

鲁迅先生曾说过"无情未必真豪杰，怜子如何不丈夫"。前人大校长陈雨露有一次问女儿"什么是好父亲？"女儿这样回答："好父亲是 90％的温柔，10％的冷峻。"

父亲如何让女儿感受到自己的关爱呢？

爱要说出口。要让女儿感受到父亲的关爱，父亲一定要经常对女儿说"我爱你"。这种表达最好从女儿小的时候就开始。

表达爱的方式还有很多。不管在什么地方，不管是上班还是下班，父亲们都可以找到表达爱的方式。比如，午间一个关怀的电话或一条问候的短信，贴在女儿床头的一张纸条，都可以成为父亲表达爱的手段。如果出差在外，父亲可以通过电话、短信、微信或电子邮件，聊聊出差在外的生活，关心女儿的生活与学习，也可以给孩子寄一张当地的明信片。如果父亲能够抽时间亲笔书写一封信，贴好邮票放进邮筒，对女儿来说可能是一个大大的惊喜。

只要有心，父亲们可以找出无数种向女儿表达关爱的方式和方法。

建议 2、要勇于管教女儿

在生活中，我们不难发现，母亲会表现出更多的包容，而父亲则更喜欢给孩子立规矩。

没有规矩的孩子，往往是危险的孩子。现在野蛮女生越来越多，一个重要的原因是管教的缺失，对此，父亲应负更大的责任。

在日常生活中，对于女儿一些过分的要求，父亲要学会坚决拒绝；对女儿一些不合乎社会规则的行为，父亲也要学会坚决制止。当然，管教并不意味着责骂和暴力，最好的管教应该是和善而坚定的。

建议 3、把女儿放进自己的日程表

随着现在生活节奏的加快，"男主外"的父亲显得更加忙碌，太过忙碌的生活，让他们忘记了自己人生中更重要的一个身份——父亲。

做重要的事情总会是有时间的。作为父亲，如果意识到自己对女儿的成长很重要，那么请把女儿放进自己的日程表中，提前安排一些有关孩子的事情。

建议 4、抽出专门时间陪女儿

现在，在亲子领域流行"黄金时间"的说法，亲子陪伴的时间长短虽然重要，但陪伴的质量更重要。

这种高质量的"黄金时间"有这样三个特征：

第一，专注。父亲的这段时间是专门预留给孩子的，除非紧急而重要的事情，否则其他任何事情都不能干扰这段时间。

第二，以女儿的需要为中心。做女儿喜欢做的事情，聊女儿感兴趣的话题，由女儿来主导安排这段时间谈什么、做什么。

第三，以倾听为主。父亲要多听少说，一个善于倾听的父亲才可能是一位好父亲。

"黄金时间"可以融洽父亲与女儿之间的关系，让女儿感受到父亲是真正在乎自己的，这对女儿的安全感和价值感的获得都具有非常重要的意义。

建议 5、抓住女儿成长中的"关键时刻"

有一些"关键时刻"，是父亲千万不能错过的，比如女儿的出生时刻、女儿的生日、女儿特别在意的某个重要活动（如学校的某个活动）。

在"关键时刻"，父亲的在场和陪伴对父女关系的发展具有极强的加分效

< 200　　　　　　　　　　　　　　　　　　父教缺失致使女孩成长隐患多　　201 >

果，它是父女关系的"倍增器"。这些关键时刻通常只有一次或少数几次，但往往会给女儿留下深刻的印象。

这些关键时刻，往往会给女儿留下许多有关父亲的美好、温馨的记忆，许多女儿长大后对父亲良好形象的回忆往往也定格于这些关键时刻。

发现女孩之十一：女孩不同于男孩的特点之游戏风格

1952 年，著名心理学家埃里克森发现女孩总喜欢把积木堆成圆形的城堡，而男孩则用它来搭建楼房和火箭。

在小学阶段，女孩喜欢发展两人间的亲密关系，而男孩的游戏伙伴群体规模更大，男孩在游戏中也更容易发生冲突。

著名女性心理学家吉利根的研究表明，男孩玩耍的游戏常常比女孩的游戏更复杂，每一个参与游戏的人都在不同的层面上扮演不同的角色，发挥不同的作用。相比之下，女孩的游戏则没有那么复杂，参与者基本上总是做着相同的事情。另外，男孩子的游戏持续时间也比女孩子长得多，而且常常是不同年龄的孩子共同参与游戏。

加拿大神经心理学家布伦达研究发现：与男孩相比，女孩们更喜欢社会交互性游戏。她们也更喜欢语言游戏，因为女孩的语言能力发展较早，她们期望在游戏中成功地使用已掌握的语言。女孩虽然也玩暴力游戏，但她们的目的不是杀人，而是希望了解这些人为什么被杀。在游戏中，她们期望得到一种解决问题的方式。

女孩如何教养——李文道对话诸富祥彦

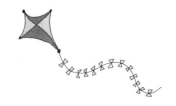

2015 年 10 月 31 日，在广东省中山市举行的由中国教育学会主办的"2015年家庭教育国际论坛"期间，李文道对诸富祥彦先生就"男孩女孩的教养"进行了采访式的探讨。

李文道：诸富祥彦先生，非常欢迎您来到中山出席 2015 年家庭教育国际论坛，我是李文道。我们的对话正式开始。诸富祥彦先生，您是一位父亲吗？

诸富祥彦：是的，我有一个孩子。

李文道：男孩还是女孩？

诸富祥彦：女孩。

李文道：我也是一位女孩的父亲。第一个问题，您更愿意做一个男孩的父亲，还是女孩的父亲？

诸富祥彦：不仅是我，很多日本人都喜欢有一个女儿。特别是第一个孩子如果是男孩，父母就头痛了。第一个孩子是女孩就很好。

李文道：我也有同感。中国很多父母觉得女孩好养，男孩很难养。您能谈谈其中的原因吗？

诸富祥彦：男孩活动性高，对很多事情感到好奇，父母管起来很累。根据一个调查，养男孩的女性跟养女孩的女性，40 岁时的皮肤年龄看起来相差 5 岁。养男孩的女性很累，会显得老。而且男孩到 20 岁就不在家里了，但父母与女孩的关系能维持一辈子，这就是很多家庭想要女孩的理由。

李文道：如果女孩一直由妈妈抚养，是否会导致您所说的"守墓女"和"毒妈"的现象？

诸富祥彦：那是因为妈妈希望女儿能按照自己的期待成长，这是最大的原因。有些母亲小时候练钢琴没练好就强迫自己的女儿练钢琴，女儿为了满足母亲的期待，非常努力地练。

李文道：您的意思是女孩为了满足妈妈的愿望，而丧失了自己的独立性，以及对未来生活的规划，是这样吗？

诸富祥彦：对，丧失了自我。然后她可能在30岁、40岁，甚至50岁时才发现自我。

李文道：才发现自己的需求和独立的愿望，但为时已晚？

诸富祥彦：对。虽然不算晚，但那时要花近10年的时间进行心理辅导，我也做了这样的心理辅导。就是说，要让她知道自己的母亲是不好的母亲，让她明白这点是非常难的。

李文道：您特别强调的"守墓女"现象严重吗？

诸富祥彦：我在进行心理辅导的过程中，觉得最大的问题是，为了母亲，女儿牺牲了自己一辈子的幸福。有一位28岁的女性被求婚，她也想结婚，但是她父母之间的关系不好，父亲在外面有了情人，她觉得如果自己结了婚，离开家里，自己的母亲很可怜，所以她就拒绝了别人的求婚。也就是说，与自己的婚姻相比，她觉得母亲更为重要。

李文道：您在《养育女孩的方法》一书中特别讲到，快乐的女儿背后一定有一位快乐的母亲。

诸富祥彦：男孩、女孩都一样，父母的快乐是最好的育儿方法。

李文道：如果让您做一个选择题，二选一，您觉得母亲对女孩重要，还是父亲对女孩重要？

诸富祥彦：母亲。

李文道：为何母亲对孩子是最重要的？父亲对孩子的重要性体现在什么地方？虽然看起来父亲没有像母亲那么重要。

诸富祥彦：我调查的日本女孩中有2/3的女孩在初中和高中时跟父亲的关系都很好，是朋友似的亲子关系，父亲没有严厉苛责女儿。只有1/3的父母让女儿严守规矩，这1/3的女孩在初中、高中时觉得父亲很讨厌、很臭，不想让父亲靠近。

李文道：您的意思是说，女孩不需要严格地管教？

诸富祥彦：需要教育孩子成为有规则的人，但现在日本的父母更害怕孩子讨厌自己。5年前日本初中的老师都非常严厉，但因为有父母投诉，所以现在初中的老师对学生比较温和，没那么严厉。结果造成日本的孩子没有学习规矩的机会了，他们进入社会后才知道守规矩。

李文道：您特别提到，对女孩来讲，爱与被爱是非常重要的。怎么培养女孩爱与被爱的观念？

诸富祥彦：我觉得夫妻两人要作为模范，可以在孩子面前亲吻或牵手，向孩子显示夫妻间的关系亲密是非常重要的。

李文道：这样做的话可以让女儿感到很安定，感觉婚姻是很开心的事情？

诸富祥彦：是的。父母用自己亲身的举动和体验，告诉孩子结婚是愉快的事情。

李文道：在中国有这样一个现象，青春期的女孩对自己的满意度下降，日本有没有这样的情况？

诸富祥彦：有。日本人的自我肯定感在世界上是比较低的。

李文道：青春期女孩一变胖，对自己身体的满意度就会下降，这是中国比较严重的问题。

诸富祥彦：现在有的日本女孩因过度减肥已经出现了精神方面的问题。

李文道：下一个问题是关于性的问题，美国研究表明，女孩第一次性行为往往是非自愿的？

诸富祥彦：基本上是一样的。但现在女性主动的情况在增加，因为男性变得不主动了。在性方面，日本女性保持比较高的水准，但男性性能力下降得比较严重，所以男性往往被女性主导。

李文道：有没有所谓的"剩女"现象，大龄女性没有结婚？

诸富祥彦：这是很大的问题，但到了50岁还是处男的男性问题是更大的问题，这是日本现在的大问题。中高年龄的处男沉溺于虚拟的世界，跟现实中的女性没有发生关系，然后不知不觉就到了50岁，日本现在这种男性有很多。

李文道：作为一个女孩的父亲，您觉得在养育女孩的过程中，怎样做才是最好的？

诸富祥彦：最好告诉她幸福是可以实现的，你自己喜欢怎么做就怎么做，我会全力以赴地支持你。我想说教育孩子最重要的是，告诉她人生是快乐的。如果自己父母的人生不快乐，孩子的人生也不会快乐。

李文道：在新闻媒体上有一个报道，日本的年轻女孩有"援交"的现象，不知道这种问题严重吗？

诸富祥彦：跟以前相比有所减少，因为各种条例变得严格了。

李文道：如果少女从事援交行为，出发点是为了钱吗？

诸富祥彦：也可能是寂寞。

李文道：寻求一种情感的安慰？

诸富祥彦：有一个女孩长得非常清秀，但她的父母非常严厉。我对这个女孩进行了心理辅导，她跟我说，并不是想跟糟老头睡觉，也不是想得到钱，做这个事情是想让父母感到悲痛，她是为了对父母进行报复而从事援交的。

李文道：背后的原因是她没有从父母那里得到足够的爱？

诸富祥彦：对。现在日本还有一个现象，学校老师跟很小的女孩发生性关系，这样的事情让我们很痛心。

李文道：作为父亲，我最担心的是女儿在性的方面受到伤害，所以我会想办法，尽可能地去保护她，避免她受到伤害。您有这种担心吗？

诸富祥彦：我也有这种担心，我也想保护女儿。

< 206　　　　　　　女孩如何教养——李文道对话诸富祥彦　　207 >

李文道：我们知道有一些孩子的学习紧迫感不强，男孩、女孩都不愿意学习，导致成绩比较差，这种现象是否比较严重？

诸富祥彦：原因就是智能手机。根据调查，如果孩子一天玩一小时以上智能手机，不管怎么学成绩都不会好。智能手机让我们大脑血流变差，特别是日本的 QQ、line。拼命在 QQ、line 上进行沟通和交流，他的集中能力就会下降。我的女儿是一个高中生，她没有玩 line，我也是为了保护女儿，不让她玩 line。

李文道：但现在是网络社会，人们依赖网络。

诸富祥彦：对，这是很大的问题。这样的话，人类的品质会下降。日本人品质劣化的最大原因就是智能手机，从智能手机那里把孩子夺回来是我们最大的课题。这样持续下去的话，日本人的劳动能力、学习能力都会下降，现在日本人都有这种危机感。对手机的依赖是人类的大敌。

李文道：您有没有考虑过应该怎么做，才能减少孩子对智能手机的依赖？

诸富祥彦：孩子刚开始接触手机的阶段是非常重要的，对手机和对酒精的依赖是一样的，是一种病。如果一个人得了这种病，要治好就很不容易了。父母一开始跟孩子说好限制时间、限制使用的程序是最重要的，我觉得为了保护人类也有必要这样做。

李文道：就是从小让孩子形成对智能手机的自控能力？

诸富祥彦：对。

李文道：您的女儿做得怎么样？

诸富祥彦：跟她认真谈了，她初中的时候没有拿手机，这是女儿主动提出的，到了高中后，女儿主动说不玩 line。日本很多的欺凌和不纯洁的异性关系都是由 line 引起的，现在日本很多教育方面的人士都觉得最困难的是怎样在 line 方面保护孩子。

李文道：您对智能手机有依赖吗？

诸富祥彦：我也会玩手机，但我有时间限制，我在孩子面前绝对不玩手机。

李文道：您对在 21 世纪要做一个好父亲有什么想法？

诸富祥彦：首先不要经常玩手机，而且父母要开心。如果父母不幸的话，小孩会在潜意识里认为自己不能比父母更幸福。父母享受生活，对孩子将来是最好的财富。

李文道：非常感谢诸富祥彦先生！

李文道，首都师范大学副教授

诸富祥彦，日本明治大学文学部教授

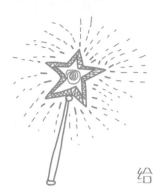

给一个山村女孩的信 | 孙云晓

清桃：

你好！请原谅，拖了这么久才给你写信。其实绝不是不想动笔，恰恰相反，因为那次偶然相遇，你给我留下了极深的印象。可由于当时太匆忙，许多话没有来得及说，我一直想静下心来，好好给你写一封信。

现在，我终于推开了缠在身上总处理不完的杂事，提笔给你写信了。

一

清桃，还记得我们的相识吗？

那是盛夏的一个傍晚，对吗？那时，我们的车子路过你们的村庄。你的家乡依山傍水，真美啊！也许你会说："那当然，闻名中外的九寨沟，不就在我们村西的那道山里吗？"是的，我们正是从那里出来，没有一个人不被那仙境的景色所陶醉。有位名人说：不到九寨，枉活一生。这话，我们全信。

可是，坦率地讲，你给我们的第一印象并不算好。

那天，你是怎么啦？跟一群香港来的游客争吵得那么凶！你本是个挺秀气的小姑娘，却蓬头垢面，身上的小碎花褂子划破了好几道口子，又脏又湿的裤子卷到了膝盖之上。在那群孩子里，你根本算不上个头大的，却充当了"首领"。

恰好那个时候，因为车子要加油，我们闲着没事，一直在听你们争吵。这你没注意到吧？东一句西一句地听下来，争吵的原因大概是那些巷客为你们拍过照，却没有信守诺言，把照片给你们，对吗？于是，你们怒了。见他们欲乘车逃走，竟折下长长的柳枝做长矛，从车窗口狠命地捅他们。你们大获全胜，他们吱哇乱叫。

我们当然不赞成你们的这种举动，但还是可以理解你们的：谁让他们说话不算话呢？

令人大惑不解的是，你率领部下胜利归来，竟朝我们发起了进攻！你，挥动柳条，狠狠地抽打着我们中一位戴墨镜的中年男子，一边抽还一边辱骂着："一只大肥猪！"

看着那意外的场面，我惊呆了！真不敢相信，一个秀气的山村小姑娘，竟会做出如此粗野无礼的举动！虽说是夕阳西下的时候，终归是在光天化日之下，是在几十位的众人面前，你就一点顾忌也没有？清桃，我真不明白，你这样做是为什么？你和他素不相识，更无仇恨可言，怎么上手就打呢？你知道他是谁吗？他是共青团中央的一位书记，一位藏族干部。当然，这绝不是说，因为他是领导才不应该打，即使换上任何一个人也是不该打的。

可你继续抽打着，叫骂着，他默默地忍受着。清桃，你可知道？他曾是个出色的猎手，即使碰到一头野牛，也不会不知所措的。可眼下袭击他的，是比他的女儿还小的你，而且还是他工作的对象呀！

我看不下去了！向你招招手，主动同你攀谈起来，当然也冒着被你们攻击的危险。不过，我不是书记，如果遇到攻击，我至少会自卫的。还好，咱们是对话，没有动武。

记得，你当时的口吻并不友好，问我从哪里来。听我回答"北京"之后，你的部下、一个扎辫子的女孩说："噢，外国的。"我至今还记得很清楚，你不满地瞪了她一眼，是嫌她的无知给你们丢脸吧？你马上大声纠正说："北京，中国的首都！"也许是为了进一步证明你很知道这一点，你紧接着问我："你见过邓小平吗？"我愉快地回答了你。可你似乎已转移了对这个问题的注意，突然问我："你有媳妇吗？"这真让我莫名其妙。

< 210   给一个山村女孩的信　211 >

告诉你一个秘密吧，就从那时起，我决定对你多做些了解。为什么呢？因为你的行为太反常了，我隐隐约约地感到，你生活得一定不那么简单。不然，怎么解释你的性格和行为呢？这是个谜，它吸引着我再次走近你。于是，我问你的名字、在哪儿读书、几年级，等等。你顺口回答："郭韩双，安乐小学六年级。"我信了。最后，我试探性地问道："我到你家去一下好吗？"这是我真诚的愿望，但我预感到不会有好的结果。果然，你放肆地说了句："我带你到茅房去！"便哈哈大笑起来。然后，回头一招手，率领部下扬长而去。

这就是咱们的第一次相遇，对吗？

二

清桃，你知道吗？那次我们只是路过你们县。计划已定，仅在你们县城住一夜，次日清晨将继续赶路。可是，一股神奇的力量驱使着我，甚至像火一样燃烧着我的心，使我不去访问你就片刻不宁。

你也许会感到惊奇，我怎么会那样快就找到了你？其实，这应当问你自己。

在县城三口两口地吃过晚饭，我便找到了你们的毛校长。说起你告诉我的姓名和年级，他直摇头，说："我们学校不大，学生我都认识，没有名叫郭韩双的。"于是，我把傍晚发生的事情讲了一遍。毛校长听了哈哈大笑，击掌断定：是你——三年级的韩清桃！

哦，清桃，你骗了我，可我已经顾不上责备你，我只是想快些见到你。于是，我们借了两辆自行车，蹬起来便走。

还记得吗？我们的第二次见面，是在公路边，是在天已经开始黑了的时候。

你正在路边弯着腰割草，那个说北京是"外国"的女孩是你的伴。毛校长喊了你俩。那个女孩一见是我，双手抱着镰刀，抽抽噎噎地哭了起来，一副"知罪"的样子。其实，我根本没有讨罚之意，再说，又有什么罚可讨呢？

你比她沉着，不动声色，轻轻咬着嘴唇，眼珠转得挺快，不知你当时在想什么。"清桃带路，到你们家去。"听着校长的吩咐，你骑上自行车，带着那个泪流满面的女孩，驶在前面。你个子小，只好用叉腿的方法骑车子，一左一右，一上一下，很费力的样子，但你倒挺有信心，一直往前驶去。

进村了。在一棵大槐树下，毛校长诧异地喊你："清桃，你家不是在村西头吗，怎么朝东拐呢？"你没有停脚，甚至也不回头，自豪地回答："到新家去！"校长不放心，又问："新家不是没盖好吗？""快了！"你这样回答着，骑得更快了。

新家到了。记得那是一座木结构的二层楼房，很有气派，但的确尚未盖好。两个小伙子正抡着大锤，"咚咚"地敲打着足有二寸厚的门槛呢。进门的路，被横七竖八的木料挡着，你指挥着我们爬过去，进到一间基本修好的屋子，把我和校长让在沙发上，开了灯。转眼，你就不见了。

一会儿，你回来了，小心翼翼地走着，两只手里各端一杯热茶，递给我们。这茶好烫。校长笑着问："从哪儿弄来的？"你说："家里。"那显然是指旧家了？那么远，又这么难走，这么烫的茶水，真不知你是怎么端来的！我没看见你的手掌，但我相信，它一定被烫红了。

你坐在没有铺盖的木板床上，低着头，掰弄着自己的手指。从傍晚到现在，我第一次见你低下头，那么文静，那么拘束，让人很难想象得出，两三个小时前，你曾那样放肆，那样野蛮。

一段沉默，一段无声的交谈。一段心与心的友好交谈。于是，我们都变得轻松了起来。你抬起了头，向我讲起你的家庭、你的生活。

我这才知道，你是超负荷地生活着呀！早晨要上山放牛和羊，然后上学；放学，要到河里淘沙卖钱，再去割三大背篓草（约九十斤）；晚上，把牛和羊牵回家，还要喂它们，并给猪煮食。当然，作业也不允许少写一个字。

我突然明白了，傍晚的时候，你为什么把又湿又脏的裤腿卷到膝盖上了。在那之前，你一定是站在奔涌的河水里，用铁锹挖着沙子，然后倒进箩筐里，用尽全力地来回淘着。我见过那条河，水流湍急，甚至令人生畏。在那样的河里，能站稳就不容易了，还要挖沙和淘沙，你，一个12岁的女孩子，怎么承受得了。然而，这仅是你每天繁重劳动中的一项！

我也理解了，在和那群港客争吵的时候，甚至向我们那位藏族书记袭击的时候，你，为什么会那样疯狂，那样不可遏止。你是在发泄自己内心久久积存

< 212   给一个山村女孩的信   213 >

着的烦闷，你是在排解自己被重压着的痛苦！这烦闷和痛苦，使你失去理智，使你蔑视礼貌，使你变成了另外一个人。可当你静下来的时候，你对自己的鲁莽之举，又隐隐感到惭愧，努力补偿，就像现在这样。

清桃，我觉得就在这个时候，我们才真正地相识了。你说是吗？

三

清桃，还记得那个有趣的插曲吗？咱们在静静地交谈着，门和窗子"吱吱"响了起来。是耗子？不，你和我都明白，屋外聚满了好奇的孩子。

我知道，你不希望他们进来，这也许是我来访原因决定的。因此，你冲他们使眼色，示意伙伴们别来凑热闹。

校长嘻嘻地笑着解释说："山村的孩子没见过记者，新鲜！"听了这话，你看了我一眼，像是征求意见似的，然后"咣啷"一下推开了门，大声说："都进来吧！"

好家伙，一下子涌进十多个孩子，连狗儿、猫儿也摇着尾巴进来了。孩子们推推搡搡，朴实、憨厚地笑着。有个男孩还端着大海碗，正"哧溜哧溜"吃着面条呢。

说真的，我还从未当着这么多人采访一个孩子呢。我担心，你不会再讲心里话了。

"你们这儿有电影看吗？"我找了个容易活跃气氛的话题问道。"天天晚上都有呢！"你的伙伴们兴奋地回答着。我知道了，你们乡的电影放映机承包给个人了，所以天天晚上放，而且放得很晚，你也因此而得到了一点点享受。

奇怪的是，你的伙伴们包括那些女孩子，最喜欢看武打片。有个女孩嘻嘻地笑着透露了你的一个秘密："清桃会武功呢！"我更惊奇了，你不但爱看武打片，而且学习武打。小时候，我也曾学过几套拳，所以问你会哪些拳路？你没有回答，却立即亮出一个金鸡独立抱拳俯身的动作，伙伴们笑了起来，你这才不好意思地收了拳式。

我问："还有谁跟你练？"你一跺脚，指着女孩群中一位个子挺高的姑娘，说："喏，张振英，她是第二个。"那个张振英脸一红，猫着腰溜出去了。咳，溜什么？敢于表现自己的本领，有什么不好？不敢出头"逞能"，并不是一个人的优点。

真是奇中有奇。那个端着大海碗吃面条的男孩，用袖子擦擦嘴巴，透露了你的另一个本领："清桃还敢骑马呢！"我不由对你刮目相看了。因为几天前在阿坝的时候，我骑马摔过一跤，至今还心有余悸呢。你却很平淡地说："放牛要走很远的路，慢慢走就耽误回来上课了，必须骑马。"

我的眼前浮现出一幅英雄式的画卷：清晨，弯弯的山路上，一个女孩骑在一匹大白马上，飞一样奔驰。那高高的马背，时时把你颠起来，可你稳稳地落在马鞍上，并挥动着鞭儿，催着自己的坐骑再快一些。你是少先队中队长，从不想最后一个进入课堂……

根据亲身体验，我敢断定，为了学会骑马，你一定吃了不少苦头。马是那么高大，你是那么矮小，你一定被摔过很多次吧？可你是不会屈服的，因为你一旦决定学骑马，就非学会不可！不是吗？你偷偷学会骑自行车的那段曲折故事，早已证明了这一点。

当你骑在那匹大白马上，也许是你最幸福的时刻吧？你，一个12岁的山村女孩，也能像影片中的侠女一样纵马飞奔，能不自豪吗？那马儿驯服地驮着你，你没感到一种征服者的快感吗？我真羡慕你啊，清桃！

"客人在哪儿呀？"随着一声喊，原来是你的妈妈来了。她显然是辛苦了一生哪，那么黑，那么瘦，那么苍老！

我对她说："你们的新房，盖得真阔气呀！"她听了豪爽地哈哈大笑，挥着手，说："共产党好，邓小平好啊！感谢，永远感谢！"

你妈妈热情地请我去吃饭。其实我已经吃过了，但我还是毫不犹豫地答应了。因为我想看看你的家，看看你十二年来生活在一个什么样的环境里。

四

记得从你家的新房出来，已是九点多了。山区的夜，笼罩着小小的村庄，漆黑一片。你搀扶着你的妈妈在前面走着，我和毛校长在后面跟着。

< 214　　　　　　　　　　　　　　　　　　给一个山村女孩的信　　215 >

一会儿，你又不见了，等再见到你的时候，你牵着那匹大白马，与我们同行，说要把它牵进马棚里去。那马儿显然跟你极熟，很亲昵。借着某家射出的灯光，我模模糊糊地瞧见，它用脸蹭着你的胳膊，而你也温存地抚摸着它的鬃毛，像一对老朋友在互相安慰着。

清桃，你的旧家，光线实在太暗了！那是两间不大的草房吧？里间是睡觉的土炕，兼存放粮食和农具，外间让锅灶占去近半，余下是吃饭的地方。那屋梁和墙壁早已被炊烟熏黑，加上灯泡的瓦数太小，整个屋子像弥漫着烛光般的雾。但是，一想到你们很快将迁入宽敞明亮的楼房，真替你们感到舒畅啊！

那天晚上，吃的是酸面条。照你们四川人的习惯，浇上一大勺辣子，通红通红的，大概只有勇士才敢吃吧？我发觉，你并没有准备吃饭，坐在墙角的小凳子上，像只安静的小猫。我奇怪地问：“清桃怎么不吃？”你妈妈挥挥手，说：“小孩子不饿，不用管她！”

我一下子明白了，什么不饿？这是老规矩，不许女孩与客人同桌吃饭！在我的山东老家也是这样的，在一些坚守旧规矩的家庭，不要说女孩子，就是女主人也不能上桌。如果换在平时，我作为客人也许不会说什么，可是那天，我分明已经知道你度过了何等劳累的一天，熬到这会儿，我仿佛听得见你那饥肠辘辘的声响，怎能无动于衷呢？我对你妈妈说：“她不吃，我们也吃不下呀！”直到看着你吃下那一大碗红面条，我的心才略略平静了一些。

你知道吗？清桃，那天晚上，最让我难过的还不是这件事。临别了，我感慨地说：“新房盖好后，你们全家该过过明亮的日子了。”谁知，你的妈妈说：“那新房子是给三个儿子的，俺老两口还住这儿。”我一惊，脱口问：“清桃呢？”“女儿离不开娘，当然跟着我住。”你妈妈十分平静地这样回答我。

清桃，这一定也是让你最失望的一件事了吧？我当时看得清清楚楚，听了这句话，你眼中的光亮骤然黯淡了。这在我的心里也引起一阵痛楚。几个小时前，你不领我们来这儿，却执拗地带我们去新房。你虽然没说一句喜欢新房的话，可那从心里溢出来的兴奋，不更让人难忘吗？我知道，在这抑制不住的兴奋里，显露出你对新生活的追求和喜悦。

可是，你家的最高权威却宣布，它不属于你。

这两间草房太黑了，可你将继续住在里面，继续承担那繁重的劳动。关于这些，我说不出什么安慰你的话，只觉得这种状况应当改变，应当快些改变，快些给你光明，给你快乐。

我们起身告辞了，怀着深深的惆怅。

五

清桃，那夜能平安归来，真得感谢你啊！

记不清当时是几点了，出门来，天地之间黑得如同一座无边无际的墨池。我和毛校长推着车子，深一脚浅一脚地走着，心中一点底也没有，仿佛那黑墨已淹到了胸口，憋得喘不过气来，并且随时都有被彻底淹没的危险。

你们的毛校长虽然常来这里，也从未这么晚行路，心虚之状不在我之下。他叮嘱我不要骑车，怕万一摔倒在路边的大沟里。可是离县城足有七八里路，一步步地要走到什么时候啊？但又别无他计，只好这样磕磕绊绊地往前走。

忽然，身后亮起一闪一闪的灯光，并响起一阵急促的脚步声。我们正觉得诧异，那亮光已经到了眼前。啊，是你，清桃。

借着手电筒的亮光，我看到了你额上沁出的汗珠。也许，你为追上了我们感到高兴吧。你笑了，这是一个真正的小姑娘的笑，甜美，善良，真诚。你还有些气喘吁吁地解释说："这是到同学家借的，人家睡了，只好等一会儿，就来晚了。"

当时，你非要把我们送到村口。天实在太晚了，我本想坚决地拒绝，但是，又很想再同你说上几句话，就同意了。然而，一时又不知该说些什么，很想说些安慰和鼓励的话，但自己首先就怀疑这话里含有虚伪的成分。你面对的是严峻的现实，任何离开现实的话都是无济于事的。就这样，竟默默地走到了村口！今天回想起来，我真恨自己的无能啊！

我们深怀歉意地要把你送回家，因为我们三个人仅有一只手电啊。可你一转身就不见了。隔了好一会儿，才从远处传来一个快活的声音："再见……"

< 216   给一个山村女孩的信   217 >

靠着你带来的光明，我们坦然地骑上了车子，顺利返回了县城。第二天清晨，我们便离开了尚在沉睡中的南坪县。

清桃，你相信吗？从那一天起，我一直在思索着和你说几句什么话，我总感到这是我的一种责任。但始终是回忆多于回答。

在我记忆的荧光屏上，最清晰、最动人的画面，依然是你骑着那匹高大的白马，在弯弯的山路上疾驰的情景。我仿佛时时能听到"嗒嗒"的马蹄声，感觉到疾驰带起的风，它撞击着我的心灵，使我昂奋，使我坚定。

在这封长信就要结尾时，我突然悟到，你自己的奋斗不就已经做了最好的回答吗？生活本身就像一匹烈马，当你是弱者的时候，你是无法驯服它的；相反，当你是个强者的时候，你是能够驾驭它的，最多不就是摔几跤吗？况且，你已经尝试过了呢。

清桃，我说得对吗？等着你的回信。

写于 1987 年秋北京

作者附记：从 1987 年到现在近 30 年了，我一直惦记着清桃，却没有机会再次见面。可能是这篇作品有些影响，曾有北京的大学生去南坪县寻访过她，说是见到清桃在集市上卖东西。再后来清桃的一位女同学来看我，她是考入北京的大学生，后在北京工作。她告诉我，清桃早就结婚了，已经是几个孩子的妈妈，虽然经历很多坎坷，但依然坚强乐观，生活越来越好。最让我惊讶的是，清桃还与我通了电话，大声说欢迎我去玩。我期待着这一天的到来。

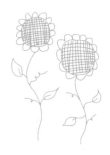

后记 | 孙云晓

《拯救女孩》的升级版《女孩危机?!》终于要和大家见面了。

2010年，我们合著的《拯救男孩》荣获《中国教育报》最佳图书奖。同时，在《中国教育报》等8家媒体的共同推荐下，经过18万网友投票支持，入选国家新闻出版总署"2010年大众喜爱的50本图书"之一。

在《拯救男孩》成为社会广泛关注的话题同时，许多女孩的父母提出了恳切的要求，希望我们写一本《拯救女孩》，因为他们发现女孩教育同样困惑多多。于是，我们开始了对女孩问题的专门研究。

其实，我对女孩问题的关注与对男孩问题的关注同样漫长。自1980年起，我一直跟踪采访一些女孩，至今已经长达近40年。我发现，女孩乖巧、伶俐，成熟较早，但她们的问题也更复杂而隐蔽。男孩的问题是表面的，女孩的问题是深层的。男孩像一条河，女孩像一口井。所以，女孩的教育比男孩的教育需要更细致和艺术。

2010年暑假，应中央电视台《子午书简》栏目组的邀请，我和首都师范大学的性教育专家张玫玫副教授担任嘉宾，连续

< 218   后记 219 >

做了 18 期青春期性教育节目，探讨许多女孩问题。我说起某妇产科医生每年至少要做 200 例未成年女孩的人工流产手术，张玫玫教授告诉我，北京一名女中学生一年做了 6 次人工流产。当然，不能把这些责任简单地归咎于女孩，但可以看到女孩问题的复杂性。比如，一些发生性行为的女孩常常把寻求"温暖"视为第一需求。这或许说明，女孩子对情感的特别需求是不可忽略的。

极端的案例可以发人深省，但没有普遍意义。让我们看一看潮水般涌来的事实吧。大家一定不难发现，我们身边无数的女孩都在减肥，即使那些非常苗条的女孩也深陷于肥胖的恐慌之中，她们极为苛刻地对待自己正在发育的身体。研究发现，越是追逐时尚的女孩越可能自卑，因为她们根本无法达到所谓的时尚标准，于是她们就疯狂减肥。从普遍的趋势来看，女孩为了优异的学习成绩，往往比男孩付出更多的辛劳，更加缺少休息和运动，结果痛经成为女中学生最常见的疾病之一，甚至出现了罕见的闭经案例。

我们不能说，今天的女孩都是明天的母亲，更不能说为了明天的母亲所以要重视今天的女孩，我们写《拯救女孩》的核心目的是让每一个女孩健康成长，获得一生的幸福。毫无疑问，今天的许多女孩都可能是明天的母亲，而有健康的女孩才会有健康的母亲，有健康的母亲才会有健康的孩子，也才会有健康的民族！

男孩女孩的教育到底有何不同？社会上流传着"女孩富养，男孩穷养"的说法，似乎女孩子需要养尊处优，男孩子则要体验饥寒交迫，这其中有许多误解。早在 1998 年，中国青少年研究中心和北京师范大学教育学院合作，进行了全国中小学生学习与发展的课题研究。我和郑新蓉教授在主持该研究时发现，女生最喜欢的学习方式是语言沟通、阅读和聊天，男生最喜欢的学习方式则是运动、实验操作、使用计算机和参与体验。这或许可以视为因性施教的根据之一。当然，男孩女孩都需要关爱，都需要运动和阅读，但"女孩富养"的正解是女孩需要更深入细致的情感交流和更丰富的精神滋养，"男孩穷养"的正解是男孩需要更多的运动和历练。

与《拯救男孩》一书相比，《拯救女孩》更具有可读性和操作性。《拯救男孩》主要是给0—18岁男孩的父母和教师阅读，《拯救女孩》可能是所有女孩的父母和教师都值得一读，有阅读能力的女孩本身也会开卷有益。

在2016年最新问世的《女孩危机?！》（《拯救女孩》升级版）中，内容扩充为11章，给女孩父母的教育建议增加到55条，并且是每一章都有5条建议。同时，还收录了我的合作者李文道博士与日本的女孩教育名家、明治大学文学部教授诸富祥彦的对话。这对读者来说，都可以获益多多。

在《女孩危机》即将与读者见面的时候，我们特别感谢全国政协常委、民进中央副主席、教育学会副会长朱永新教授和国家督学、陶行知研究会会长朱小蔓教授欣然作序；特别感谢中国科学院院士、中国科普作家协会理事长刘嘉麒研究员的郑重推荐；特别感谢著名女作家毕淑敏，全国妇联书记处书记邓丽，中国人民公安大学犯罪心理学家李玫瑾教授，首都师范大学性教育专家张玫玫副教授，浙江师范大学儿童文化研究院院长、著名儿童文学理论家方卫平教授，著名儿童文学作家彭学军，北京青少年性教育工作者邓军等专家学者的热情评点。

每一本书都是千人糕。我们感谢媒体朋友的积极推介。我们还要衷心感谢广大读者朋友，尤其是关心女孩的父母、教师和相关人士，是你们的呼唤之下才有本书的问世，是你们的阅读和使用才会实现本书的价值。

2016 年 6 月 12 日于北京云根斋